老师带你背方歌

赵望森　张春晓　张　涛　主编

山东大学出版社

图书在版编目(CIP)数据

老师带你背方歌/赵望森,张春晓,张涛主编.—2版.
—济南:山东大学出版社,2019.7
ISBN 978-7-5607-6108-4

Ⅰ.①老… Ⅱ.①赵… ②张… ③张…
Ⅲ.①方歌—汇编 Ⅳ.①R289.4

中国版本图书馆 CIP 数据核字(2018)第 171949 号

责任编辑:毕文霞
封面设计:张 荔

出版发行:山东大学出版社
社 址 山东省济南市山大南路 20 号
邮 编 250100
电 话 市场部(0531)88363008
经 销:新华书店
印 刷:山东和平商务有限公司
规 格:850 毫米×1168 毫米 1/32
7.75 印张 168 千字
版 次:2019 年 7 月第 2 版
印 次:2019 年 7 月第 2 次印刷
定 价:42.00 元

《老师带你背方歌》
编 委 会

主　编　赵望森　张春晓　张　涛

副主编　吴子晴　纪　越　潘英芳　杨海龙

赵亚楠　王旭燕　郑文光　于泳洁

编　委　（按姓氏笔画排序）

于泳洁（齐鲁理工学院）

王　艳（重庆市城口县中医医院）

王旭燕（天津中医药大学）

刘　阳（开滦总医院）

刘　宾（永康市第一人民医院）

江　薇（辽宁省农业经济学校）

纪　越（天津中医药大学第一附属医院）

李莹莹（齐鲁理工学院）

杨海龙（济南市槐荫人民医院）

吴子晴（齐鲁理工学院）

张春晓（山东中医药大学第二附属医院）

张振江（济南市第五人民医院）

郑文光（德州市中医院）

赵亚楠（天津中医药大学）

赵望森（齐鲁理工学院）

侯　赢（辽宁省农业经济学校）

唐本胜（齐鲁理工学院）

解洪刚（泰安市中医医院）

潘英芳（山东省血液中心）

魏　超（济宁医学院）

主　审　沈　荣（齐鲁理工学院）

前　言

方剂学作为连接中医基础和中医临床的“桥梁课程”，历来需要中医学习者付出大量的时间和精力来背诵200多首方剂繁琐的知识点。这本方剂学学习辅导手册以方歌为主线，将每首方剂的药物组成、功用主治、君臣佐使顺序以及重要的炮制煎煮方法等内容融入一首方歌之中，力争“轻松背方歌，开心学方剂”。

一、该套方歌重在解决方剂学学习过程中的两大难题

（1）中医方剂学需要背诵的内容太多、太耗费精力怎么办？

传统和现代各种版本的方歌以及流行的趣味记忆法，仅仅是记住了药物组成，但学习方剂学除了背诵方歌掌握药物组成外，还要背诵和掌握每首方剂的功用、主治、君臣佐使、主要药物配伍特点和比例等等，学习一门课程所付出的精力堪比其他好几门课程，每个中医学子对此都感同身受。因此，这套方歌将每首方剂需要掌握的基本知识点融入一首方歌之中，只需背诵一首方歌便能较系统地掌握一首方剂，从而节约学习时间，提高学习效率，事半功倍。

（2）方歌太难背，背了又易忘、易混怎么办？

古人编的方歌能够押韵，但每句话内部的读音不符合现代读音的平仄，所以初学者觉得像“生记硬背”一样，一学期背好几遍还是记不住，而且不同版本和出版社的教材选用的方歌不一样，又让人不知所从。而那些流行的趣味记忆口诀又长短不一，字数不齐，更不押韵，临时抱佛脚应

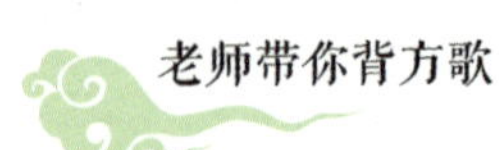

付考试可以，时间长了就易混易忘，要想真正学习方剂学还是建议背诵句式工整的方歌。针对方歌难背的问题，该书给出的方歌尽量押韵，句式工整，并且容易联想记忆，因此我们不但可以通过背方歌把每首方剂的知识点掌握得更全面，而且方歌也更容易背诵。

二、该套方歌对传统方歌进行了以下几个方面的改进

(1)每首方歌中不仅包括药物组成，还包括每首方剂的功用、主治及君臣佐使顺序等内容，只需背诵方歌便能掌握每个方子的主要知识点，不必背完方歌再背主治、功用、君药等。

(2)名称相近的药物，方歌中使用不同的字代表，避免了其他版本方歌使用一个字代表不同药物引起的混淆。本套方歌中，“姜”代表生姜，“干”代表干姜；“枳”代表枳实，“壳”代表枳壳；“薄”代表薄荷，“荷”代表荷叶；“茯”代表茯苓，“神”代表茯神；“地”代表生地黄，“熟地”代表熟地黄等。

(3)方歌中还编入了方剂煎服注意事项和重要药物的炮制方法等。例如，熟地黄则标明为“熟地”；桑叶需经霜者则标明“桑叶经霜”；需空腹化服者、需炼蜜或面糊为丸者、以酒送服或温水冲服者、服后需取汗或饮暖水者等，诸如此类，亦有标明，以便临证参考。

(4)大部分方歌为四句，每句七字，保持押韵，但又遵循了“方简歌简，方繁歌繁”的原则，部分仅含两三味药的方剂，方歌为两句，每句七字，亦有韵脚。一则杜绝了现代趣味歌诀不同歌诀字数不齐、易于混淆、不宜久记的弊端，二则优化了古代方歌为凑字数而加入无用字词，增加记忆负担的情况。

(5)方歌在充分囊括每首方剂需要掌握知识点的同

时，又力求趣味性和语感性，使语言文字预留遐想空间，大家可以自行通过谐音、字义等进行趣味联想，辅助记忆。如“桃红穿山归萎草”“仙方活命用金银”“小金娇香麝乳没”等。

(6)本套方歌紧扣最新版中医《方剂学》统编教材编写，方中章节和方剂次序、药物组成、君臣佐使、主治功用等与教材同步，不仅包括了教材中的210首正方，也包括了部分常用的附方和老版教材中作为正方出现而新版教材中未收录的重要方剂(以“＊”标出者)，以备查阅参考。

三、编写体例及书中方歌的使用方法

(1)本书的编写以方歌为主线，突出“轻松背方歌，开心学方剂”的方剂学记忆方法，每首方歌后附有对应方剂的功用、主治、方解、备注。方歌是需要背诵的部分，后边所附内容作为背诵方歌之时的参考。

(2)方歌：基本包括了对应方剂的组成、功用、主治以及君臣佐使顺序等，君、臣、佐、使不同药物分别用红色、绿色、蓝色、黄色标出。大部分方剂通过背方歌掌握组成、功用、主治即可，重要的方剂还要掌握君药或君臣佐使，个别更重要的方剂甚至要掌握配伍特点、煎服方法和药物比例等。以“止嗽散”为例，每首方歌的结构基本如下：

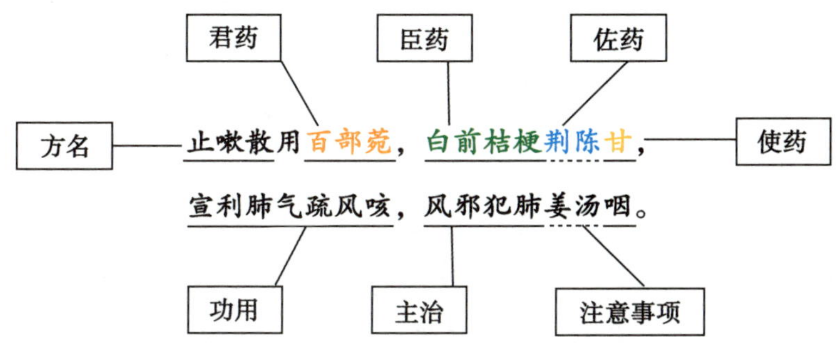

(3)功用:列出了方剂的功用,以便与方歌中包含的简化版方剂功用相互参看,利于背诵方歌。

(4)主治:列出了方剂主治病证的名称,以便与方歌中包含的简化版方剂主治相互参看;还详细列明了方剂主治的具体症状,利于理解方剂主治。

(5)方解:以君、臣、佐、使的形式列出药物组成,并注明每组药物在该方中的作用,既能使方剂的结构一目了然,又能与方歌互参,加深理解记忆。该部分还标明了方中每味药的剂量,可供临床工作者参考(原书未注剂量者则不标剂量);个别药物需要特别炮制的,标明了炮制方法。

(6)备注:针对部分方剂简明列出需要注意的地方。针对各类备考人员,列出了配伍特点、体现治法以及“……常用方”“……基础方”等;针对医务工作者则列出了特殊炮制和煎服方法等,以便临床参考、确保疗效。

赵望森

2019年5月

目　录

第一章 解表剂

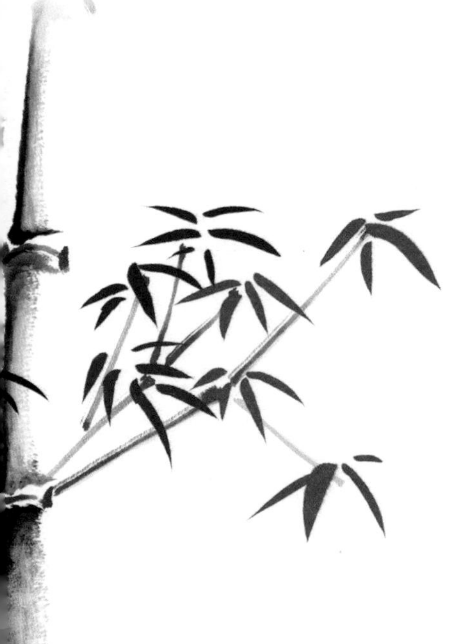

第一节　辛温解表剂

① 麻黄汤 《伤寒论》

麻黄汤中臣桂枝，杏仁甘草四般施，
发汗解表宣肺气，伤寒表实无汗宜。

功用 发汗解表，宣肺平喘。

主治 外感风寒表实证。恶寒发热，头身疼痛，无汗而喘，舌苔薄白，脉浮紧。

方解 君：麻黄去节，三两——发汗解表，宣肺平喘。

臣：桂枝去皮，二两——助麻黄发汗解表。

佐：杏仁去皮尖，七十个——助麻黄宣肺平喘。

佐使：炙甘草一两——调和诸药。

备注 “先煮麻黄”“覆取微似汗”；麻、桂相须为用，麻、杏宣中有降；外感风寒表实之基础方，辛温发汗之代表方。

---

② 大青龙汤 《伤寒论》

大青龙汤麻桂膏，杏仁姜枣炙甘草，
发汗解表兼清热，外寒内热溢饮消。

功用 发汗解表，兼清里热。

主治 (1)外感风寒，内有郁热证。恶寒发热，头身疼痛，不汗出而烦躁，脉浮紧。

(2)溢饮。本证为外感风寒，水饮内郁化热所致；证见身体疼重或四肢水肿，恶寒身热，无汗烦躁，脉浮紧。

方解 君：麻黄去节，六两——发汗解表，宣肺平喘，利水消肿。

臣：桂枝二两——解肌发汗，助君解表；

石膏碎，如鸡子大——清里热，透郁热。

佐：杏仁去皮尖，四十粒——合麻黄宣降肺气；

生姜三两、大枣擘，十二枚——和脾胃，调营卫，助解表，资汗源。

佐使：炙甘草二两——调和诸药，益气和中，缓和辛温峻散。

备注 先煮麻黄；本方发汗之功居解表方剂之冠；“取微似汗，汗出多者，温粉扑之”；寒温并用，表里同治，重在辛温发汗。

③ 桂枝汤《伤寒论》

桂枝芍药等量伍，姜枣甘草微火煮，
解肌发表调营卫，外感风寒表虚除。

功用 解肌发表，调和营卫。

主治 外感风寒表虚证。恶风发热，汗出头痛，鼻鸣干呕，苔白不渴，脉浮缓或浮弱。

方解 君：桂枝去皮，三两——解肌发表，祛在表之风邪。

臣：芍药三两——益阴敛营，固外泄之营阴。

佐：生姜切，三两——助桂枝散表邪；

大枣擘，十二枚——助芍药补营阴，合生姜补脾和胃，调和营卫。

佐使：炙甘草二两——调和诸药，合桂枝辛甘化阳以实卫，合芍药酸甘化阴以和营。

备注 “服已须臾，啜热稀粥一升余，以助药力；温覆令一时许，遍身漐漐微似有汗者益佳，不可令如水流漓，病必不除。”本方为外感风寒表虚证之基础方，调和营卫、调和阴阳之代表方。

4 九味羌活汤 《此事难知》

九味羌活防风苍，地芩芷辛川甘尝，
发汗祛湿兼清热，外风寒湿蕴热伤。

功用 发汗祛湿，兼清里热。

主治 外感风寒湿邪，内有蕴热证。恶寒发热，无汗，头痛项强，肢体酸楚疼痛，口苦微渴，舌苔白或微黄，脉浮或浮紧。

方解 君：羌活——散表寒，祛风湿，止痹痛，太阳风寒湿邪在表之要药。

臣：防风、苍术——祛风散寒，除湿止痛。

佐：生地黄、黄芩——清泄里热，防止诸药温燥伤津；白芷、细辛、川芎——祛风散寒，宣痹止痛。

使：甘草——调和诸药。

备注 “若急汗，热服，以粥羹投之；若缓汗，温服，而不用汤投之。”本方升散药与清热药合用，升者不峻，寒者不滞；分经论治：羌活治太阳风寒湿邪，苍术祛太阴寒湿，白芷解阳明头痛，川芎止少阳、厥阴头痛，细辛止少阴头痛。

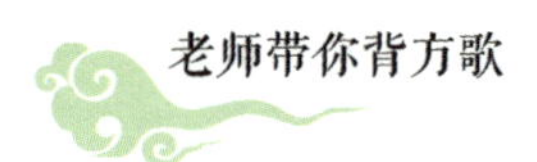

5 小青龙汤 《伤寒论》

小青龙汤麻桂好，干辛味芍半夏草，
解表散寒温肺饮，外寒里饮咳喘消。

功用　解表散寒，温肺化饮。

主治　外寒里饮证。本证为外感风寒，寒饮内停所致；证见恶寒发热，头身疼痛，无汗，喘咳，痰涎清稀而量多，胸痞，或干呕，或痰饮喘咳，不得平卧，或身体疼重，头面四肢水肿，舌苔白滑，脉浮。

方解　君：麻黄去节，先煎，三两、桂枝去皮，三两——解表散寒。

臣：干姜三两、细辛三两——温肺化饮。

佐：五味子半升、芍药三两——和营养血，敛肺止咳，制约诸药辛散温燥太过；

半夏洗，半升——燥湿化痰，和胃降逆。

佐使：炙甘草三两——调和诸药，益气和中。

备注　本方辛散与酸收相伍，则散中有收；温化与敛肺相配，令开中有合，使散不伤正，收不留邪。

6 止嗽散 《医学心悟》

止嗽散用百部菀，白前桔梗荆陈甘，
宣利肺气疏风咳，风邪犯肺姜汤咽。

功用　宣利肺气，疏风止咳。

主治　风邪犯肺之咳嗽。咳嗽咽痒，咳痰不爽，或微有恶风发热，舌苔薄白，脉浮缓。

方解 君：百部蒸，二斤、紫菀蒸，二斤——止咳化痰之要药。

臣：白前二斤、桔梗炒，二斤——开宣肺气，降气化痰，一宣一降，以复肺气之宣降。

佐：荆芥二斤——疏风解表；

陈皮水洗，去白，十二两——理气化痰。

佐使：炒甘草十二两——调和诸药。

备注 "食后临卧开水调下，初感风寒生姜汤调下。"

7 香苏散* 《太平惠民和剂局方》

香苏散中苏叶好，香附陈皮炙甘草，

疏散风寒理气中，外感风寒气郁消。

功用 疏散风寒，理气和中。

主治 外感风寒，气郁不舒证。恶寒身热，头痛无汗，胸脘痞闷，不思饮食，苔薄白，脉浮。

方解 君：紫苏叶四两——发表散寒，理气宽中。

臣：香附炒香，去毛，四两——行气开郁。

佐：陈皮不去白，二两——理气燥湿。

佐使：炙甘草一两——健脾和中，调和诸药。

8 加味香苏散* 《医学心悟》

加味香香附苏紫苏叶陈陈皮姜生姜草炙甘草，

川芎荆芥防防风蔓蔓荆子艽秦艽，

发汗解表理气郁，外感风寒气滞消。

功用 发汗解表，理气解郁。

主治 外感风寒，兼有气滞证。头项强痛，鼻塞流涕，身体疼痛，发热恶寒或恶风，无汗，胸脘痞闷，苔薄白，脉浮。

备注 “水煎温服，微覆似汗。”

第二节 辛凉解表剂

1 银翘散 《温病条辨》

银翘散主温病初，辛凉透表清热毒，
牛蒡薄荷芥穗豉，竹芦桔梗甘草服。

功用 辛凉透表，清热解毒。

主治 温病初起。发热，微恶风寒，无汗或有汗不畅，头痛口渴，咳嗽咽痛，舌尖红，苔薄白或薄黄，脉浮数。

方解 君：银花一两、连翘一两——疏散风热，清热解毒，辟秽化浊。

臣：牛蒡子六钱、薄荷六钱——辛凉，疏散风热，清利头目，解毒利咽；

荆芥穗四钱、淡豆豉五钱——辛温，去性存用，解表散邪。

佐：竹叶四钱、芦根——清热生津；

桔梗六钱——宣肺，止咳，利咽。

佐使：甘草五钱——调药和胃，合桔梗利咽止咳。

备注 “上为散，每服六钱，鲜苇根汤煎，香气大出，即取服，勿过煮。肺药取轻清，过煮则味厚入中焦矣。”病重多服，病轻少服，不解再服；方中药物大多芳香轻宣，不宜久煎；《温病条辨》称本方为“辛凉平剂”，为治疗风温初起的常用方。

② 桑菊饮 《温病条辨》

桑菊薄荷桔杏仁，芦根连翘甘草存，
疏风清热宣肺咳，风温初起客肺珍。

功用 疏风清热，宣肺止咳。

主治 风温初起，邪客肺络。但咳，身热不甚，口微渴，脉浮数。

方解 君：桑叶二钱五分——疏散风热，清肺止咳；
菊花一钱——疏散风热，清利头目。
臣：薄荷八分——疏散风热；
桔梗二钱——与杏仁一宣一降，宣降肺气；
杏仁二钱——肃降肺气。
佐：芦根二钱——清热生津；
连翘一钱五分——透邪解毒。
使：甘草八分——调和诸药。

备注 本方为“辛凉轻剂”，肺热重者，应适当加味。

③ 麻黄杏仁甘草石膏汤（麻杏甘石汤） 《伤寒论》

仲景麻杏甘石汤，辛凉疏表平喘方，
外感风邪邪热壅，有汗无汗皆可尝。

功用 辛凉疏表，清肺平喘。

主治 外感风邪，邪热壅肺证。身热不解，咳逆气急，甚则鼻煽，口渴，有汗或无汗，舌苔薄白或黄，脉浮而数。

方解 君：麻黄去节，先煎，四两——宣肺平喘，解表散邪；
石膏碎，绵裹，半斤——清泄肺热以生津，辛散解肌以透邪。
臣：杏仁去皮尖，五十个——降肺平喘，与麻黄宣降相因，与石膏清肃协同。
佐使：炙甘草二两——益气和中，调和诸药，合石膏生津止渴。

备注 本方辛温与寒凉相伍，而成辛凉之剂，宣肺而不助热，清肺而不凉遏；石膏用量倍于麻黄，重在清宣肺热，不在发汗；为表邪未解，邪热壅肺而喘咳之基础方。

4 柴葛解肌汤 《伤寒六书》

柴葛解肌又清热，外感风寒郁化热，
白芷羌活石膏芩，芍桔枣姜甘草合。

功用 解肌清热。

主治 外感风寒，郁而化热证。恶寒渐轻，身热增盛，无汗头痛，目疼鼻干，心烦不眠，咽干耳聋，眼眶痛，舌苔薄黄，脉浮微洪。

方解 君：柴胡——解肌要药；
葛根——外透肌热，内清郁热。
臣：白芷、羌活——发表止痛；
石膏、黄芩——清泄里热。
佐：白芍、大枣——养血敛阴，以防疏泄太过；

桔梗——宣畅肺气；

生姜——发散风寒。

使：甘草——调和诸药。

5 升麻葛根汤 《太平惠民和剂局方》

升麻葛根芍药草，解肌透疹麻疹消。

功用 解肌透疹。

主治 麻疹初起。疹发不出，身热头痛，咳嗽，目赤流泪，口渴，舌红，苔薄而干，脉浮数。

方解 君：升麻十两——解肌透疹，清热解毒。

臣：葛根十五两——解肌透疹，生津除热，合升麻为透达疹毒常用组合。

佐：芍药十两——清热凉血活血，以解血络热毒。

使：炙甘草十两——调和药性。

备注 “稍热服，不计时候，一日二三次，以病气去、身清凉为度。”本方为麻疹未发，或发而不透之基础方。

第三节 扶正解表剂

1 败毒散（人参败毒散） 《太平惠民和剂局方》

败毒羌独姜荷甘，川胡桔壳茯参前，
散寒祛湿益气表，气虚外感风湿寒。

功用 散寒祛湿，益气解表。

主治 气虚外感风寒湿表证。憎寒壮热，头项强痛，肢体酸痛，无汗，鼻塞声重，咳嗽有痰，胸膈痞满，舌淡苔白，脉浮而按之无力。

方解 君：羌活一两、独活一两——一上一下，通治一身风寒湿邪。

臣：川芎一两——行气活血祛风；

柴胡洗，去苗，一两——解肌透邪行气。

佐：桔梗炒，一两——宣肺利膈；

枳壳去瓤，麸炒，一两——理气宽中，通畅气机，宽胸利膈，合桔梗一升一降；

茯苓去皮，一两——渗湿消痰；

人参去芦，一两——益气扶正，散中有补；

前胡去苗，洗，一两——化痰止咳。

使：生姜煎时稍加、薄荷煎时稍加——引药以助解表；

甘草半两——调和诸药，益气和中。

② 参苏饮 《太平惠民和剂局方》

参苏葛根姜枣草，前桔夏茯香皮壳，
益气解表理气痰，气虚风寒痰湿效。

功用 益气解表，理气化痰。

主治 气虚外感风寒，内有痰湿证。恶寒发热，无汗，头痛鼻塞，咳嗽痰白，胸脘满闷，倦怠无力，气短懒言，苔白脉弱。

方解 君：苏叶三分——发散表邪，宣肺止咳，行气宽中。

臣：葛根洗，三分——解肌发汗。

佐：前胡去苗，三分、桔梗去芦，半两、半夏汤洗七次，姜汁制炒，三分——

宣降肺气，止咳化痰；

茯苓去皮，三分——健脾渗湿消痰；

木香半两、陈皮去白，半两、枳壳去瓤，麸炒，半两——理气宽胸，醒脾畅中；

人参三分——益气健脾。

佐使：生姜七片、大枣一个——协苏葛解表，助参苓益脾；

炙甘草半两——调和诸药，补气安中。

3 再造散 《伤寒六书》

再造羌桂细防煎，附芍参芪姜枣甘，
助阳益气解表寒，阳气虚弱外风寒。

功用 助阳益气，解表散寒。

主治 阳气虚弱，外感风寒表证。恶寒发热，热轻寒重，无汗肢冷，倦怠嗜卧，面色苍白，语声低微，舌淡苔白，脉沉无力或浮大无力。

方解 君：羌活、桂枝——发散风寒。

臣：细辛、防风——发散风寒。

佐：熟附子——温补元阳；

白芍——养血敛阴，合桂枝调和营卫；

人参、黄芪——补益元气，鼓舞正气；

生姜、大枣——调脾胃，资汗源。

佐使：甘草——调和诸药。

④ 麻黄细辛附子汤 《伤寒论》

麻黄细辛附子汤，助阳解表暴哑伤，
素体阳虚外风寒，寒重热轻脉沉良。

功用 助阳解表。

主治 （1）素体阳虚，外感风寒证。发热，恶寒甚剧，虽厚衣重被，其寒不解，神疲欲寐，脉沉微。

（2）暴哑。突发声音嘶哑，甚至失音不语，或咽喉疼痛，恶寒发热，神疲欲寐，舌淡苔白，脉沉无力。

方解 君：麻黄去节，先煎，二两——发汗解表。

臣：附子炮，去皮，一枚，破八片——温肾助阳，合麻黄以助阳解表。

佐：细辛二两——性善走窜，祛风散寒，助麻黄解表，鼓动肾气，协附子温里。

备注 本方为阳虚外感风寒表证之代表方，亦是助阳解表之基础方。

⑤ 加减葳蕤汤 《重订通俗伤寒论》

加减葳蕤薄荷草，葱白豆豉桔薇枣，
滋阴解表用之效，阴虚外感风热疗。

功用 滋阴解表。

主治 素体阴虚，外感风热证。头痛身热，微恶风寒，无汗或有汗不多，咳嗽，心烦，口渴，咽干，舌红，脉数。

方解 君：葳蕤（玉竹）二钱至三钱——润肺养胃，清热生津，滋阴润燥之主药；

薄荷一钱至钱半——疏散风热，清利咽喉，“温病宜汗解者之主药”。

臣：葱白二枚至三枚、淡豆豉三钱至四钱——解表散邪。

佐：桔梗一钱至钱半——宣肺止咳；

白薇五分至一钱——清热而不伤阴；

大枣二枚——甘润养血。

使：炙甘草五分——调和药性。

6 葱白七味饮 《外台秘要》

葱白七味葛根随，地黄麦冬豉姜水劳水，
养血解表用之效，血虚外感风寒退。

功用 养血解表。

主治 血虚外感风寒证。病后阴血亏虚，调摄不慎，感受外邪；或失血（吐血、便血、咯血或衄血）之后复感风寒，头痛身热，微寒无汗。

方解 君：葱白连根切，一升、葛根切，六合——解表散邪。

臣：干地黄六合、麦冬去心，六合——滋阴养血。

佐：豆豉一合、生姜切，二合——助君解表。

使：劳水八升，以杓扬之一千遍——味甘体轻以养脾胃。

备注 劳水煎服；“相去行八九里，如觉欲汗，渐渐覆之。”意为不可温覆过早，以免汗出过多。

第二章 泻下剂

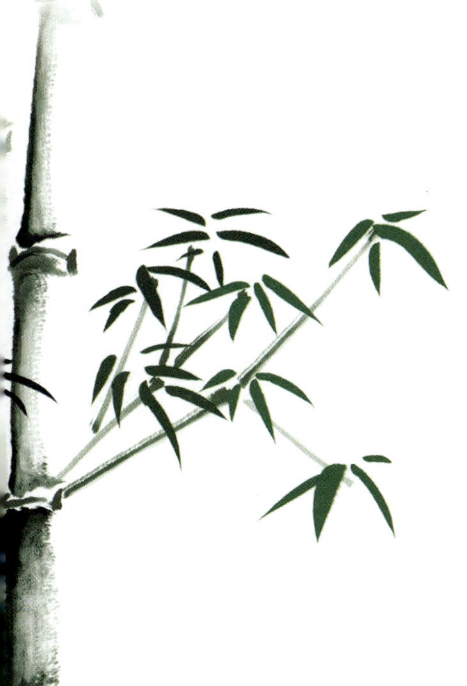

第一节 寒下剂

1 大承气汤 《伤寒论》

大承气汤大黄硝，枳实厚朴先煮好，
峻下热结急存阴，阳明腑实重症疗。
去硝名为小承气，轻下热结用之效。
调胃承气黄硝草，缓下热结此方绕。

功用 峻下热结。

主治 (1)阳明腑实证。本证由伤寒邪传阳明之腑，入里化热，结滞燥屎，腑气不通所致；证见大便不通，频转矢气，脘腹痞满，腹痛拒按，按之则硬，甚或潮热谵语，手足濈然汗出，舌苔黄燥起刺，或焦黑燥裂，脉沉实。

(2)热结旁流证。下利清水，色纯青，其气臭秽，脐腹疼痛，按之坚硬有块，口舌干燥，脉滑实。

(3)里热实证之热厥、痉病、发狂等。

方解 君：大黄酒洗，四两——泄热通便，荡涤胃肠积滞；

厚朴去皮，炙，先煎，半斤——下气除满。

臣：芒硝三合——泄热通便，润燥软坚；

枳实炙，先煎，五枚——行气消痞。

备注 先煎枳实、厚朴，后下大黄，溶服芒硝；“釜底抽薪”“急下存阴”；“得下，余勿服”；本方为阳明腑实证之代表方，峻下热结之基础方。

② 大陷胸汤 《伤寒论》

大陷甘遂大黄硝，煮黄纳硝快利消，
泻热逐水力峻猛，水热互结结胸妙。

功用 泻热逐水。

主治 水热互结之结胸证（大结胸证）。心下疼痛，拒按，按之硬，或从心下至少腹硬满疼痛，手不可近。伴见短气烦躁，大便秘结，舌上燥而渴，日晡小有潮热，舌红，苔黄腻或兼水滑，脉沉紧或沉迟有力。

方解 君：甘遂一钱匕——攻逐水饮，泻热破结。

臣佐：大黄去皮，先煎，六两、芒硝一升——荡涤肠胃，泄热散结，润燥软坚。

备注 芒硝溶服，甘遂末冲服，“得快利，止后服”；药力峻猛，中病即止，素体虚弱者慎用；本方为水热互结大结胸证之代表方。

③ 大黄牡丹汤 《金匮要略》

金匮大黄牡丹汤，芒硝桃仁瓜子尝，
泻热破瘀散结肿，肠痈初起热瘀伤。

功用 泻热破瘀，散结消肿。

主治 肠痈初起，湿热瘀滞证。右下腹疼痛拒按，甚则局部肿痞，或右足屈而不伸，伸则痛剧，小便自调，或时时发热，自汗恶寒，舌苔薄腻而黄，脉滑数。

方解 君：大黄四两——苦寒攻下，泄热逐瘀；

桃仁五十个——活血破瘀，合丹皮散瘀消肿。

臣：芒硝三合——泄热散结，助大黄荡涤实热；

丹皮一两——清热凉血，活血散瘀。

佐：冬瓜仁半升——清肠利湿，排脓消痈，为内痈要药。

备注 本方泻下、清利、破瘀合用，以通为用，使湿热湿毒由肠道而祛，共成泄热逐瘀之法。

第二节 温下剂

1 大黄附子汤 《金匮要略》

大黄附子细辛已，温下代表重附子，
温里散寒通便痛，寒积里实痛厥秘。

功用 温里散寒，通便止痛。

主治 寒积里实证。腹痛便秘，胁下偏痛，发热，畏寒肢冷，舌苔白腻，脉弦紧。

方解 君：附子炮，三枚——温里散寒，止腹胁痛。

臣：大黄三两——泻下通便，荡涤积滞。

佐：细辛二两——散寒止痛。

备注 本方为“温下”之基本配伍，为治疗寒积里实之代表方，附子用量应大于大黄。

2 温脾汤 《备急千金要方》

温脾附黄干芒硝，当归人参生甘草，
攻下寒积温脾阳，阳虚寒积痛秘消。

功用 攻下冷积，温补脾阳。

主治 阳虚寒积证。腹痛便秘，脐下绞结，绕脐不止，手足不温，苔白不渴，脉沉弦而迟。

方解 君：附子二两——温壮脾阳，解寒散凝；

大黄五两——泻下冷积。

臣：干姜三两——温中助阳，协附子温中散寒；

芒硝二两——润肠软坚，助大黄泻下攻积。

佐：当归三两、人参二两——益气养血，使下不伤正。

佐使：甘草二两——调和诸药，助人参益气。

③ 三物备急丸 《金匮要略》

三物备急豆干黄，攻下寒积腹痛良。

功用 攻下寒积。

主治 寒实腹痛证。卒然心腹胀痛，痛如锥刺，气急口噤，大便不通。

方解 君：巴豆去皮心，熬，外研如脂，一两——开窍宣滞，去脏腑沉寒。

臣：干姜一两——温中散结，助君攻逐肠胃冷积。

佐：大黄一两——荡涤肠胃积滞，推陈致新。

备注 米汤或温开水送服，口噤不开者鼻饲给药；本方为寒实冷积，暴急之证的代表方；重在攻除冷积，服后或吐或泻，为邪去之象；服后不下，或下之不快，可以热粥助药力；服后泻下剧烈，可以冷粥止泻；巴豆毒性较大，剂量应据病情而定；孕妇、年老体弱者慎用。

第三节 润下剂

① 麻子仁丸（脾约丸）《伤寒论》

麻子仁丸杏芍黄，枳实厚朴蜂蜜尝，
润肠泄热行气便，胃热肠燥脾约伤。

功用 润肠泄热，行气通便。

主治 胃热肠燥，脾约便秘证（脾约证）。大便干结，小便频数，脘腹胀痛，舌红，苔黄，脉数。

方解 君：麻子仁二升——润肠通便。

臣：杏仁去皮尖，熬，别作脂，一升——上肃肺气，下润大肠；
白芍半斤——养血敛阴，缓急止痛；
大黄一斤——泻热通便。

佐：枳实炙，半斤、厚朴炙，去皮，半斤——轻下热结，除胃肠燥热。

使：蜂蜜蜜和为丸——调和诸药，润燥滑肠。

备注 本方泻下与润肠并举，泻而不峻，下不伤正；服时应从小剂量逐渐增加，以取效为度，不宜常服。

② 五仁丸《世医得效方》

五仁杏桃蜜为丸，郁李松柏陈皮研，
润肠通便空心服，津枯血虚便秘安。

功用 润肠通便。

主治 津枯便秘。大便干燥，艰涩难出，以及年老或产后血虚便秘。

方解　君：杏仁麸炒，去皮尖，一两——滋肠燥，降肺气。
臣：桃仁一两——润燥滑肠。
佐：郁李仁炒，一钱、松子仁一钱二分半、柏子仁半两——滑润肠道；
陈皮另研末，四两——理气行滞。
使：蜜炼蜜为丸——以助润下。

备注　“炼蜜为丸”“空心米饮送下”。

3　济川煎 《景岳全书》

济川苁蓉酒洗妙，牛膝当归升泽壳，
温肾益精润肠便，肾阳虚弱精津少。

功用　温肾益精，润肠通便。

主治　肾阳虚弱，精津不足证(肾虚便秘证)。大便秘结，小便清长，腰膝酸冷，舌淡苔白，脉沉迟。

方解　君：肉苁蓉酒洗去咸，二至三钱——温肾益精，暖腰润肠。
臣：牛膝二钱——益肝肾，壮腰膝；
当归三至五钱——补血润燥，润肠通便。
佐：升麻五分至七分或一钱——清阳升则浊阴自降，相反相成，以助通便；
泽泻一钱半——利小便，泄肾浊；
枳壳一钱——下气宽肠。

第四节 逐水剂

1 十枣汤 《伤寒论》

十枣非君非汤剂，甘遂芫花合大戟，
攻逐水饮力峻猛，悬饮水肿服之利。

功用 攻逐水饮。

主治 (1)悬饮。咳唾胸胁引痛，心下痞硬，干呕短气，头痛目眩，胸背掣痛不得息，舌苔滑，脉沉弦。

(2)水肿。一身悉肿，尤以身半以下为重，腹胀喘满，二便不利，脉沉实。

方解 君：甘遂——善行经隧水湿；

芫花熬——善消胸胁伏饮痰癖；

大戟——善泄脏腑水湿。

佐：大枣——缓和药毒，益气护胃，培土制水。

备注 大枣10枚煎汤送服药末或胶囊，清晨空腹服，得快下利，糜粥自养；本方为峻下逐水之基础方，治疗悬饮、水肿实证之代表方。

2 舟车丸* 《太平圣惠方》

舟车黑丑遂芫戟，
香木香槟槟榔黄大黄粉轻粉青青皮陈皮，
行气逐水力峻猛，水热内壅气机滞。

功用 行气逐水。

主治 水热内壅，气机阻滞证。水肿水胀，口渴，气粗，腹胀，大小便秘，脉沉数有力。

备注 “水糊丸如小豆大，空心温水下，初服五丸，日三服，以快利为度。”

3 禹功散 《儒门事亲》

禹功牵牛茴姜汁，逐水通便消肿施。

功用 逐水通便，行气消肿。

主治 阳水。遍身水肿，腹胀喘满，大便秘结，小便不利，脉沉有力。

方解 君：牵牛子头末，四两——通利二便，逐水消痰。

臣：小茴香炒，一两——行气止痛。

佐：姜汁姜汁调和——利水和胃。

第五节 攻补兼施剂

1 黄龙汤 《伤寒六书》

黄龙黄硝姜枣甘，参归桔梗枳厚研，
泻下热结益气血，阳明腑实气血安。

功用 泻下热结，益气养血。

主治 阳明腑实，气血不足证。心下硬痛，下利清水，色纯青，或大便秘结，脘腹胀满，腹痛拒按，身热口渴，神昏谵语，神疲少气，舌苔焦黄或焦黑，脉虚。

方解 君：大黄——泻热通便，荡涤积滞。

臣：芒硝——润燥软坚，助大黄泻热攻逐。

佐：人参、当归——益气补血，扶正祛邪；

桔梗后下——开肺气，利大肠；

枳实、厚朴——行气导滞。

佐使：生姜、大枣、甘草——和中益胃，甘草亦可调和诸药。

备注 峻下热结与补益气血并用，攻补兼施；本方为阳明腑实，兼气血不足证之基础方。

2 新加黄龙汤* 《温病条辨》

新加黄龙黄大黄硝芒硝甘甘草，
参人参归当归姜姜汁海海参麦麦冬地生地玄玄参，
泄热通便滋阴气，热结里实气阴全。

功用 泄热通便，滋阴益气。

主治 热结里实，气阴不足证。大便秘结，腹胀而硬，神倦少气，口干咽燥，唇裂舌焦，苔焦黄或焦黑。

备注 煎后冲参汁、姜汁顿服；服后腹中声响，或转矢气，为欲大便；不欲大便，再煎服之，得便止服。

3 增液承气汤 《温病条辨》

增液承气玄麦地，大黄芒硝行舟易，
滋阴增液泄热便，阳明温病阴亏秘。

功用 滋阴增液，泄热通便。

主治 阳明温病,热结阴亏证。大便秘结,下之不通,脘腹胀满,口干唇燥,舌红,苔黄,脉细数。

方解 君:玄参一两——滋阴降火,泄热软坚。

臣:麦冬连心,八钱、生地黄八钱——助君滋阴增液,泻热降火。

佐:大黄三钱、芒硝一钱五分——泄热通便,润燥软坚。

备注 养阴与寒下相伍,攻补兼施,共成“增水行舟”之剂;本方为热结阴亏,肠燥便秘证之基础方。

4 增液汤* 《温病条辨》

增液润燥玄麦地,阳明温病津亏秘,
补药之体作泻剂,增液行舟重用宜。

功用 增液润燥。

主治 阳明温病,津亏肠燥便秘证。大便秘结,口渴,舌干红,脉细数或沉而无力。

方解 君:玄参一两——滋阴润燥,壮水制火。

臣:生地八钱——清热养阴,壮水生津;

麦冬连心,八钱——滋养肺胃,以润肠燥。

第三章 和解剂

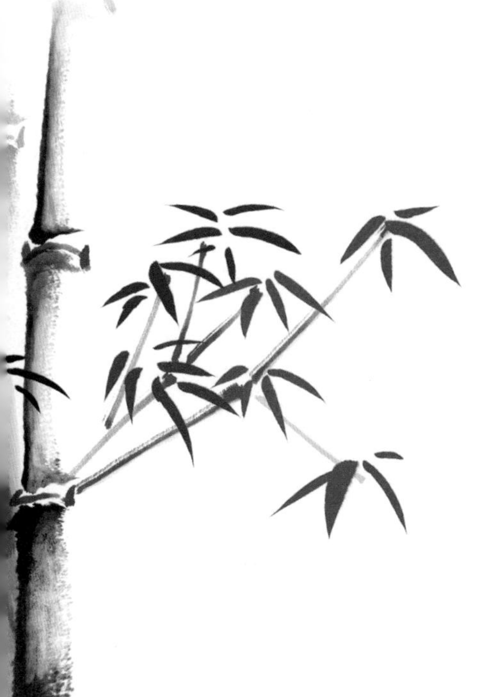

第一节 和解少阳剂

1 小柴胡汤 《伤寒论》

小柴胡芩和解方，半姜参枣炙草尝，
伤寒少阳热入血，黄疸疟疾见少阳。

功用 和解少阳。

主治 （1）伤寒少阳证。本证由伤寒邪犯少阳，病在半表半里，正邪相争所致；证见往来寒热，胸胁苦满，默默不欲饮食，心烦喜呕，口苦，咽干，目眩，舌苔薄白，脉弦。

（2）妇人中风，热入血室证。本证由经期感风，邪热内传，热与血结，经水不利所致；证见妇人伤寒，经水适断，寒热发作有时。

（3）黄疸、疟疾以及内伤杂病而见少阳证者。

方解 君：柴胡半斤——透泄少阳之邪，疏泄气机之郁。

臣：黄芩三两——清泄少阳半里之热。

佐：半夏洗，半升、生姜切，三两——和胃降逆止呕；

人参三两、大枣擘，十二枚——益气健脾，扶正祛邪，防邪内传。

使：炙甘草三两——调和诸药，助参枣扶正。

备注 柴胡、黄芩为和解少阳之基本配伍；本方为少阳病之基础方，和解少阳法之代表方。

② 蒿芩清胆汤 《通俗伤寒论》

蒿芩清胆赤苓碧，半夏竹茹壳陈皮，
清胆利湿和胃痰，少阳湿热痰浊宜。

功用 清胆利湿，和胃化痰。

主治 少阳湿热痰浊证。寒热如疟，寒轻热重，口苦膈闷，吐酸苦水，或呕黄涎而黏，甚则干呕呃逆，胸胁胀痛，小便黄少，舌红苔白腻，间现杂色，脉数而右滑左弦。

方解 君：青蒿脑钱半至二钱——清透少阳邪热；
黄芩钱半至三钱——善清胆热，并能燥湿。
臣：半夏钱半——燥湿化痰，和胃降逆；
竹茹三钱——清胆胃热，化痰止呕；
枳壳钱半——下气宽中，除痰消痞；
陈皮钱半——理气化痰，宽胸畅膈。
佐使：赤茯苓三钱、碧玉散（青黛、滑石、甘草）包，三钱——清热利湿。

备注 本方为治疗少阳湿热证之代表方。

③ 截疟七宝饮 《杨氏家藏方》

截疟七宝常山好，槟果青陈厚朴草，
燥湿祛痰理气疟，痰湿疟疾食疟效。

功用 燥湿祛痰，理气截疟。

主治 痰湿疟疾。寒热往来，数发不止，舌苔白腻，脉弦滑浮大。并治食疟，水土不服，山岚瘴气，寒热如疟者。

方解 君：常山——截疟要药，且能祛痰。

臣：槟榔——行气散结；

草果——燥湿祛痰。

佐：青皮、陈皮、厚朴去粗皮，姜汁制——燥湿理脾，行气化痰。

使：炙甘草——益气和中，以防诸药辛烈耗气。

备注 “各药等分，每服半两，水一碗，酒一盏，同煎至一大盏，去滓，露一宿，来日再烫温服。”现多用水，酌加酒煎，疟发前 2 小时温服；本方为截疟之代表方，适用于疟疾数发、体壮痰湿盛者。

4 达原饮* 《瘟疫论》

达原槟榔草果厚，芩芍知母甘草凑，
开达膜原辟秽浊，瘟疫疟疾膜原留。

功用 开达膜原，辟秽化浊。

主治 瘟疫、疟疾，邪伏膜原证。憎寒壮热，或一日三次，或一日一次，发无定时，胸闷呕恶，头痛烦躁，脉弦数，舌边深红，舌苔垢腻，或苔白厚如积粉。

方解 君：槟榔二钱——辛散湿邪，化痰散结。

臣：草果五分——辟秽止呕，宣透伏邪；

厚朴一钱——芳香化浊，理气祛湿。

佐：黄芩一钱——清热燥湿；

白芍一钱、知母一钱——清热滋阴，防诸辛燥耗散阴津。

使：甘草五分——清热解毒，调和诸药。

第二节　调和肝脾剂

❶ 四逆散 《伤寒论》

四逆柴芍枳实草，白饮和服用之好，
透邪解郁疏肝脾，阳郁厥逆肝脾调。

功用 透邪解郁，疏肝理脾。

主治 (1)阳郁厥逆证。手足不温，或腹痛，或泄利下重，脉弦。
(2)肝脾不和证。胁肋胀闷，脘腹疼痛，脉弦。

方解 君：柴胡十分——升发阳气，疏肝解郁，透邪外出。
臣：芍药十分——合柴胡补养肝气、条达肝血，使柴胡升散而不耗伤阴血。
佐：枳实破，水渍，炙干，十分——理气解郁，泻热破结，与柴胡一升一降、升清降浊，合白芍理气和血。
使：炙甘草十分——调和诸药，补脾和中。

备注 白饮和服，今多水煎服；本方原治阳郁厥逆之证，后拓展为疏肝理脾之基础方。

❷ 逍遥散 《太平惠民和剂局方》

逍遥柴胡归白芍，白术茯苓姜薄草，
疏肝解郁养血脾，肝郁血虚脾弱消。

功用 疏肝解郁，养血和脾。

主治 肝郁血虚脾弱证。两胁作痛，头痛目眩，口燥咽干，神疲食少，或月经不调，乳房胀痛，脉弦而虚。

方解 君：柴胡去苗，一两——疏肝解郁。

臣：当归去苗，锉，微炒，一两——养血和血；

白芍一两——养血敛阴，柔肝缓急。

佐：白术一两、茯苓去皮，一两、炙甘草微炙赤，半两——健脾益气，实土以防木侮，且使气血有源；

烧生姜一块，切破——温运和中，辛散达郁；

薄荷少许——疏散郁遏之气，透达肝经郁热。

使：炙甘草微炙赤，半两——调和诸药。

备注 肝脾同调，以疏肝为主；气血兼顾，以理气为重；本方为调肝养血之代表方，肝郁血虚脾弱证之基础方，妇科调经之常用方。

---

③ 痛泻要方 《丹溪心法》

痛泻要方君白术，白芍陈皮防风服，
补脾柔肝祛湿泻，脾虚肝郁痛泻除。

功用 补脾柔肝，祛湿止泻。

主治 脾虚肝郁之痛泻。肠鸣腹痛，大便泄泻，泻必腹痛，泻后痛缓，舌苔薄白，脉两关不调，左弦而右缓。

方解 君：白术炒，三两——补脾燥湿。

臣：白芍炒，二两——柔肝缓急止痛。

佐：陈皮炒，两半——理气燥湿，醒脾和胃。

佐使：防风一两——合术芍散肝郁、舒脾气，燥湿以助止泻，为脾经引经之药。

备注 本方以补脾燥湿为主，以柔肝止痛为辅，肝脾同调，为治疗痛泻之代表方。

第三节　调和寒热剂

1　半夏泻心汤 《伤寒论》

半夏泻心干芩连，人参大枣炙草煎，
寒热平调散结痞，错杂之痞服之安。

功用　寒热平调，消痞散结。

主治　寒热错杂之痞证。心下痞，但满而不痛，或呕吐，肠鸣下利，舌苔腻而微黄。

方解　君：半夏洗，半升——散结除痞，降逆止呕。

臣：干姜三两——温中散寒；

黄芩三两、黄连一两——泄热开痞。

佐：人参三两、大枣擘，十二枚——益气补脾。

使：炙甘草三两——调和诸药，补脾和中。

备注　寒热平调，辛苦并用，补泻兼施；本方为中气虚弱、寒热互结、升降失常之基础方，寒热平调、散结除痞之代表方。

第四章 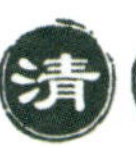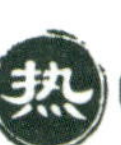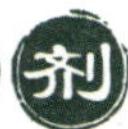

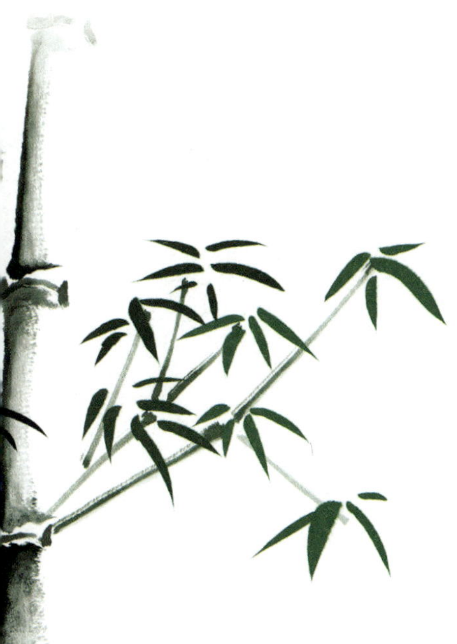

第一节 清气分热剂

1 白虎汤 《伤寒论》

白虎膏知粳米草，大热汗渴脉洪好，
清热生津止烦渴，阳明气分热盛消。

功用 清热生津。

主治 阳明气分热盛证。壮热面赤，烦渴引饮，汗出恶热，脉洪大有力。

方解 君：石膏碎，一斤——清透阳明气分之热。

臣：知母六两——助石膏清肺胃之热，滋阴润燥以救阴津。

佐：粳米六合、炙甘草二两——益胃生津，亦防大寒伤中。

使：炙甘草二两——调和诸药。

备注 本方为伤寒阳明经证或温病气分热盛证之基础方。

2 竹叶石膏汤 《伤寒论》

竹叶石膏麦参良，夏竹粳米炙草尝，
清热生津益气胃，伤寒温暑气津伤。

功用 清热生津，益气和胃。

主治 伤寒、温病、暑病余热未清，气津两伤证。身热多汗，心胸烦闷，气逆欲呕，口干喜饮，或虚烦不寐，舌红苔少，脉虚数。

方解 君：石膏一斤——清热生津，除烦止渴。

臣：麦冬去心，一升、人参二两——补气养阴生津。

佐：半夏洗，半升——和胃降逆止呕；

竹叶二把——清热除烦；

粳米半升、炙甘草二两——养胃和中。

使：炙甘草二两——调和诸药。

第二节　清营凉血剂

1　清营汤《温病条辨》

清营解毒透热阴，身热夜甚热入营，
犀角生地麦玄参，丹参黄连翘竹银。

功用 清营解毒，透热养阴。

主治 热入营分证。身热夜甚，神烦少寐，时有谵语，目常喜开或喜闭，口渴或不渴，斑疹隐隐，脉细数，舌绛而干。

方解 君：犀角水牛角代，三钱——清解营分热毒。

臣：生地黄五钱——凉血滋阴；

麦冬三钱——清热养阴生津；

玄参三钱——滋阴降火解毒。

佐：丹参二钱——清热凉血，活血散瘀，可防热与血结；

黄连一钱五分——清心解毒；

连翘连心用，二钱、竹叶心一钱、金银花三钱——清热解毒，“入营犹可透热转气”。

备注 今多以水牛角代犀角，且先煎；本方以清营解毒为主，配以养阴生津和“透热转气”之法，使入营分之邪透出气分而解，为“透热转气”法之代表方。

2 犀角地黄汤（芍药地黄汤）

《外台秘要》

犀角地黄赤芍丹，清热解毒凉血煎，
热入血分水煎服，扰心伤血血瘀安。

功用 清热解毒，凉血散瘀。

主治 热入血分证。身热谵语，斑色紫黑、吐血、衄血、便血、尿血，舌绛起刺，脉细数；或喜忘如狂，漱水不欲咽，大便色黑易解等。

方解 君：犀角水牛角代，一两——清心凉血，清热解毒。
臣：生地黄八两——凉血止血，滋阴生津。
佐：芍药三两、丹皮二两——清热凉血，活血散瘀。

备注 今多以水牛角代犀角，且先煎；本方为温热病热入血分证之基础方。

第三节 气血两清剂

1 清瘟败毒饮 《疫疹一得》

清瘟败毒凉血煎，瘟疫热毒气血燔，
膏母翘竹芩栀连，地角犀角赤赤芍丹丹皮玄梗甘。

功用 清热解毒,凉血泻火。

主治 瘟疫热毒,气血两燔证。大热渴饮,头痛如劈,干呕烦躁,神昏谵语,视物昏瞀,或发斑疹,或吐血、衄血,或四肢抽搐,或厥逆,舌绛唇焦,脉沉细而数,或沉数,或浮大而数。

方解 石膏、知母、甘草——取法白虎汤,清热保津。

连翘、竹叶——助君清气分之热。

黄芩、栀子、黄连——取法黄连解毒汤,通泻三焦火热。

生地黄、犀角水牛角代、赤芍、丹皮——取法犀角地黄汤,清热解毒,凉血散瘀。

玄参——以助清热凉血。

桔梗——载药上行。

备注 合白虎汤、犀角地黄汤、黄连解毒汤三方之法而成,以白虎汤大剂甘寒以清气分之热为主,辅以泻火解毒、凉血救阴;《疫疹一得》云:"此皆大寒解毒之剂,故重用石膏,先平甚者,而诸经之火自无不安矣。"本方为治疗热毒充斥之气血两燔证之代表方。

第四节 清热解毒剂

1 黄连解毒汤 《外台秘要》

黄连解毒芩柏栀,三焦火毒热盛使。

功用 泻火解毒。

主治 三焦火毒热盛证。大热烦躁,口燥咽干,错语不眠,或热病吐血、衄血,或热甚发斑,或身热下利,或湿热黄疸，或外科痈疡疔毒，小便黄赤，舌红苔黄，脉数有力。

方解 君：黄连三两——清泄心火，兼泄中焦之火。

臣：黄芩二两——清上焦之火；

黄柏二两——泄下焦之火。

佐使：栀子擘，十四枚——清泄三焦之火，导热从小便而出。

备注 苦寒直折，泻火解毒，上下俱清，三焦兼顾；本方为“苦寒直折”法之代表方，清热解毒之基础方。

---

② 凉膈散 《太平惠民和剂局方》

凉膈连翘蜜草作，芩栀黄硝竹叶薄，
泻火通便清上下，上中二焦火热迫。

功用 泻火通便，清上泄下。

主治 上中二焦火热证。烦躁口渴，面赤唇焦，胸膈烦热，口舌生疮，睡卧不宁，谵语狂妄，或咽痛吐衄，便秘溲赤，或大便不畅，舌红，苔黄，脉滑数。

方解 君：连翘二斤半——清热解毒，透散上焦之热。

臣：黄芩十两——清泄胸膈郁热；

栀子仁十两——通泄三焦；

大黄二十两、芒硝二十两——泻火通便，荡涤中焦燥热内结。

佐：竹叶七片——清上焦之热；

薄荷去梗，十两——清头目，利咽喉。

使：蜜少许、炙甘草二十两——调和诸药，生津润燥，缓和硝黄之峻泻。

备注　“上粗末，每二钱，水一盏，入竹叶七片，蜜少许，煎至七分，去滓，食后温服。小儿可服半钱，更随岁数加减服之。得下利住服。”本方清上泻下，泻下以清泄胸膈郁热，为“以泻代清”法之代表方。

3 普济消毒饮 《东垣试效方》

普济消毒连芩珍，清解疏散大头瘟，
翘蒡僵蚕柴胡升，马勃玄蓝甘桔陈。

功用　清热解毒，疏风散邪。

主治　大头瘟。恶寒发热，头面红肿焮痛，目不能开，咽喉不利，舌燥口渴，舌红，苔白兼黄，脉浮数有力。

方解　君：酒黄连半两、酒黄芩半两——清热泻火，祛上焦头面热毒。

臣：连翘一钱、牛蒡子一钱、僵蚕炒，七分——疏散头面风热。

佐：马勃一钱、玄参一钱、板蓝根一钱——清热解毒；

桔梗二钱、甘草一钱——清利咽喉；

陈皮去白，一钱——理气疏壅，以散热结。

佐使：柴胡二钱、升麻七分——疏散风热，引药上行，“火郁发之”。

备注　清中有散，降中有升，“火郁发之”；本方为治疗大头瘟之代表方。

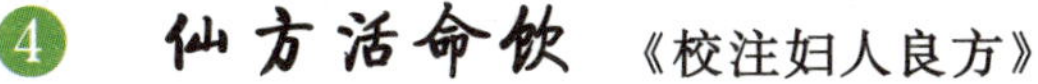

4 仙方活命饮 《校注妇人良方》

仙方活命金银珍，乳没赤芍当归陈，
芷防天花贝甲皂，使以甘草用酒温，
清解消溃活血痛，阳证痈疡肿毒存。

功用 清热解毒，消肿溃坚，活血止痛。

主治 阳证痈疡肿毒初起。红肿焮痛，或身热凛寒，苔薄白或黄，脉数有力。

方解 君：金银花三钱——清热解毒疗疮，“疮疡圣药”。

臣：乳香一钱、没药一钱、赤芍一钱、当归尾一钱、陈皮三钱——行气活血通络，消肿止痛。

佐：白芷一钱、防风一钱——通滞散结，透解热毒；
天花粉一钱、贝母一钱——化痰散结，使脓未成即消；
穿山甲炙，一钱、皂角刺炒，一钱——通行经络，透脓溃坚，使脓成即溃。

使：甘草一钱——调和诸药，清热解毒；
酒一大碗——通瘀而行周身，助药力达病所。

备注 本方为“疮疡之圣药”“外科之首方”，为热毒痈肿常用方，凡痈肿初起属阳证者均可应用。

5 五味消毒饮 《医宗金鉴》

五味消毒疗疮散，火毒结聚初起验，
银花地丁蒲公英，野菊天葵酒取汗。

功用 清热解毒，消散疔疮。

主治 火毒结聚之疔疮。疔疮初起，发热恶寒，疮形似粟，坚硬根深，状如铁钉，以及痈疡疖肿，局部红肿热痛，舌红，苔黄，脉数。

方解 君：金银花三钱——清热解毒，消散疮痈，为治痈要药。

臣：紫花地丁一钱二分——清热解毒，凉血消痈；

蒲公英一钱二分——清热解毒，消痈散结。

佐：野菊花一钱二分、紫背天葵子一钱二分——清热解毒。

佐使：酒半盅——助药势，通血脉，透邪外出。

备注 加酒煎服，被覆取汗，药渣捣烂可敷患处；本方为火毒疔疮常用方；“疔无散法”，本方不宜加用发散之品。

---

6 四妙勇安汤 《验方新编》

四妙勇安热盛脱，清热解毒活血托，
金银玄参当归甘，一连十剂勿抓搓。

功用 清热解毒，活血止痛。

主治 热毒炽盛之脱疽。患肢暗红，微肿灼热，疼痛剧烈，久则溃烂腐臭，甚则脚趾节节脱落，延及足背，烦热口渴，舌红，脉数。

方解 君：金银花三两——清热解毒而治痈疽。

臣：玄参三两——清热凉血，泻火解毒，软坚散结；

当归二两——养血活血。

佐使：甘草一两——调和诸药，清热解毒。

备注 连服十剂，并忌抓擦；药少量大，药精力宏；本方为治疗热毒脱疽之代表方。

7 牛蒡解肌汤* 《疡科心得集》

牛蒡解肌荆荆芥薄薄荷翘连翘，
夏枯夏枯草丹丹皮栀栀子玄玄参斛石斛妙，
疏风清热凉血肿，痈肿痰毒表热效。

功用 疏风清热，凉血消肿。

主治 痈肿痰毒，兼表热证。头面风热，颈项痰毒，风热牙痛，兼有表证者。

第五节 清脏腑热剂

1 导赤散 《小儿药证直诀》

导赤木通生地黄，竹叶为臣草梢尝，
清心利水又养阴，心经火热移小肠。

功用 清心利水养阴。

主治 心经火热证。心胸烦热，口渴面赤，意欲饮冷，口舌生疮；或心热移于小肠，小便赤涩刺痛，舌红，脉数。

方解 君：木通——上清心经之火，下导小肠之热；
生地黄——凉血滋阴，合木通滋阴制火而不恋邪、利水通淋而不伤阴。
臣：竹叶——清心除烦，导心火下行。
佐使：生甘草梢——调和诸药，清热解毒，直达茎中而止痛。

备注 生地黄、木通、甘草梢等分为末，每服三钱，水一盏，入竹叶同煎至五分，食后温服；本方是体现清热利水养阴法的基础方。

② 龙胆泻肝汤 《医方集解》

龙胆泻肝清湿热，栀芩归地泽木车，
上炎下注柴胡甘，君臣归地酒炒合。

功用 清泻肝胆实火，清利肝经湿热。

主治 (1)肝胆实火上炎证。头痛目赤，胁痛，口苦，耳聋，耳肿，舌红，苔黄，脉弦数有力。
(2)肝经湿热下注证。阴肿，阴痒，筋痿，阴汗，小便淋浊，妇女带下黄臭等，舌质红，苔黄腻，脉弦数有力。

方解 君：龙胆草酒炒——泻肝胆实火，利肝经湿热。
臣：栀子酒炒、黄芩炒——苦寒泻火，燥湿清热。
佐：生地黄酒炒、当归酒炒——养血滋阴，使邪去而阴血不伤；
泽泻、木通、车前子——导湿热从水道而去。
佐使：柴胡——舒畅肝胆之气，引药归于肝胆之经；
生甘草——调和诸药，护胃安中。

备注 既清肝胆实火，又利肝经湿热，清利并行；清泻渗利之中寓滋阴养血之功，泻中有补；苦寒降泄之中寓疏泄升达之效，降中寓升。

③ 左金丸 《丹溪心法》

左金连吴肝犯胃，清泻肝火逆呕退。

功用 清泻肝火，降逆止呕。

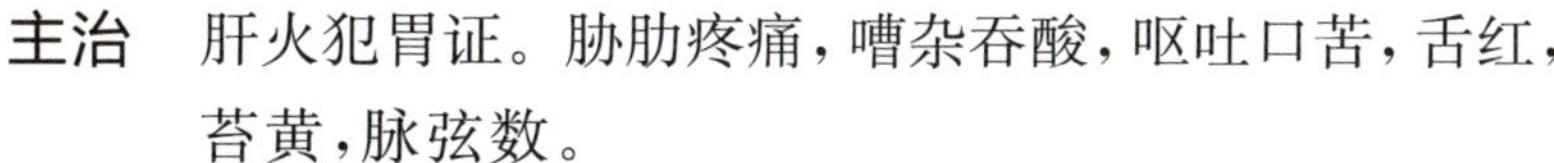

主治 肝火犯胃证。胁肋疼痛，嘈杂吞酸，呕吐口苦，舌红，苔黄，脉弦数。

方解 君：黄连六两——清肝火，清胃热，泻心火。

佐使：吴茱萸一两——疏肝解郁，和胃降逆，引药入肝，反佐以制黄连之寒。

备注 “水丸或蒸饼为丸，白汤下五十丸。”辛开苦降，寒热并用，以苦寒为主；肝胃同治，以泻肝火为主。

4 泻白散 《小儿药证直诀》

泻白散中桑白炒，地骨粳米炙甘草，
清肺泄热止咳喘，肺热咳喘用之效。

功用 清泄肺热，止咳平喘。

主治 肺热咳喘证。气喘咳嗽，皮肤蒸热，日晡尤甚，舌红，苔黄，脉细数。

方解 君：桑白皮炒，一两——清肺泻热，止咳平喘。

臣：地骨皮一两——助君药清降肺中伏火。

佐使：粳米一撮、炙甘草一钱——调和药性，培土生金。

5 苇茎汤 《外台秘要》

苇茎汤中薏瓜瓣，桃仁为佐肺痈验，
清肺化痰逐瘀脓，热毒壅滞痰瘀散。

功用 清肺化痰，逐瘀排脓。

主治 肺痈，热毒壅滞，痰瘀互结证。身有微热，咳嗽痰多，甚则咳吐腥臭脓血，胸中隐隐作痛，舌质红，苔黄腻，脉滑数。

方解 君：苇茎先煎，一升——善清肺热，为肺痈要药。

臣：薏苡仁半升——上清肺热而排脓，下利肠胃而渗湿；

瓜瓣半升——清热化痰，利湿排脓，合苇茎清肺宣壅、涤痰排脓。

佐：桃仁去皮尖，五十枚——活血逐瘀，以助消痈。

备注 本方为治疗肺痈常用方，肺痈将成或已成均可使用。

6 清胃散 《脾胃论》

清胃凉血牙痛挥，黄连升麻地丹归。

功用 清胃凉血。

主治 胃火牙痛。牙痛牵引头疼，面颊发热，其齿喜冷恶热，或牙宣出血，或牙龈红肿溃烂，或唇舌腮颊肿痛，口气热臭，口干舌燥，舌红，苔黄，脉滑数。

方解 君：黄连夏月倍之，六分——苦寒泻火，直折胃腑之热。

臣：升麻一钱——清热解毒，以治胃火牙痛，轻清升散，宣达伏火，"火郁发之"，兼以引经为使；

生地黄三分——凉血滋阴；

丹皮半钱——凉血清热。

佐：当归身三分——养血活血，以助消肿止痛。

备注 冷服；本方为治疗胃火牙痛常用方，胃热证或胃经血热火郁者均可使用。

7 玉女煎 《景岳全书》

玉女膏熟麦母牛，清胃滋肾胃阴虚。

功用 清胃热，滋肾阴。

主治 胃热阴虚证。头痛，牙痛，齿松牙衄，烦热干渴，舌红苔黄而干。亦治消渴，消谷善饥等。

方解 君：石膏三至五钱——清阳明有余之火而不伤阴。

臣：熟地黄三至五钱或一两——滋肾水之不足。

佐：麦冬二钱——润胃燥，清心除烦，助熟地滋肾水；

知母一钱半——助石膏清胃热止烦渴，助熟地滋肾阴。

佐使：牛膝一钱半——导热引血下行，补肝肾。

8 芍药汤 《素问病机气宜保命集》

芍药汤中热痢消，清热燥湿气血调，

芩连香槟当归芍，大黄肉桂炒甘草。

功用 清热燥湿，调气和血。

主治 湿热痢疾。腹痛，便脓血，赤白相兼，里急后重，肛门灼热，小便短赤，苔黄腻，脉弦数。

方解 君：黄芩半两、黄连半两——清热燥湿解毒。

臣：木香二钱、槟榔二钱——行气导滞，"调气则后重自除"；

当归半两——养血活血，"行血则便脓自愈"；

芍药一两——养血和营，缓急止痛。

佐使：大黄三钱——合芩连则清热燥湿之功著，合归芍则活血行气之力彰，"通因通用"；

肉桂二钱半——既助归芍行血和营，又防呕逆拒药；

炒甘草二钱——调药和中，合芍药缓急止痛。

备注 清热燥湿与和营缓急并举，纳温通于苦燥之内，相反相成；调气和血，“通因通用”。

9 白头翁汤 《伤寒论》

白头翁汤柏连秦，赤多白少渴欲饮，
清热解毒凉血痢，热毒痢疾湿热淫。

功用 清热解毒，凉血止痢。

主治 热毒痢疾。腹痛，里急后重，肛门灼热，下痢脓血，赤多白少，渴欲饮水，舌红，苔黄，脉弦数。

方解 君：白头翁二两——清热解毒，凉血止痢。

臣：黄柏三两——清下焦湿热；

黄连三两——泻火解毒，燥湿厚肠，为治痢要药。

佐使：秦皮三两——清热解毒，收涩止痢。

第六节 清虚热剂

1 青蒿鳖甲汤 《温病条辨》

青蒿鳖甲透热妙，生地知母丹皮绕，
夜热早凉无汗出，温病后期邪伏效。

功用 养阴透热。

主治 温病后期，邪伏阴分证。夜热早凉，热退无汗，舌红苔少，脉细数。

方解 君：青蒿二钱——清中有透，清热透络，引邪外出；

鳖甲五钱——直入阴分，滋阴退热，入络搜邪。

臣：细生地四钱——滋阴凉血；
知母二钱——滋阴降火。
佐：丹皮三钱——泄血中伏火，助青蒿清透阴分伏热。

备注 清中有透；“此方有先入后出之妙，青蒿不能直入阴分，有鳖甲领之入也；鳖甲不能独出阳分，有青蒿领之出也。”

② 清骨散 《证治准绳》

清骨银柴连骨知，鳖甲蒿艽甘草施，
清解虚热退骨蒸，肝肾阴虚虚火止。

功用 清虚热，退骨蒸。

主治 肝肾阴虚，虚火内扰证。骨蒸潮热，或低热日久不退，形体消瘦，唇红颧赤，困倦盗汗，或口渴心烦，舌红，少苔，脉细数。

方解 君：银柴胡一钱五分——直入阴分，清热凉血，善退虚劳骨蒸之热。
臣：胡黄连一钱——入血分，清虚热；
地骨皮一钱——凉血，退有汗之骨蒸；
知母一钱——泻火滋阴以退虚热。
佐：鳖甲醋炙，一钱——滋阴潜阳，引药入于阴分；
青蒿一钱、秦艽一钱——清虚热，透伏热。
使：甘草五分——调和诸药，防苦寒伤胃。

3 当归六黄汤 《兰室秘藏》

当归六黄生熟地，芩连黄柏倍黄芪，
滋阴泻火固表汗，阴虚火旺盗汗宜。

功用 滋阴泻火，固表止汗。

主治 阴虚火旺盗汗证。发热盗汗，面赤心烦，口干唇燥，大便干结，小便黄赤，舌红，苔黄，脉数。

方解 君：当归——养血增液，血充则心火可制；
生地黄、熟地黄——入肝肾，滋肾阴，合当归则令阴血充而能制火。
臣：黄连——清心泻火；
黄芩、黄柏——泻火除烦，清热坚阴；
黄芪加一倍——益气实卫固表，固未定之阴。

4 秦艽鳖甲散＊ 《卫生宝鉴》

秦艽鳖甲风劳追，
青蒿柴柴胡骨地骨皮知知母梅乌梅归当归，
滋阴养血清热蒸，阴亏血虚风热随。

功用 滋阴养血，清热除蒸。

主治 阴亏血虚，风邪传里化热之风劳病。骨蒸盗汗，肌肉消瘦，唇红颊赤，口干咽燥，午后潮热，咳嗽，困倦，舌红，苔少，脉细数。

第五章 祛暑剂

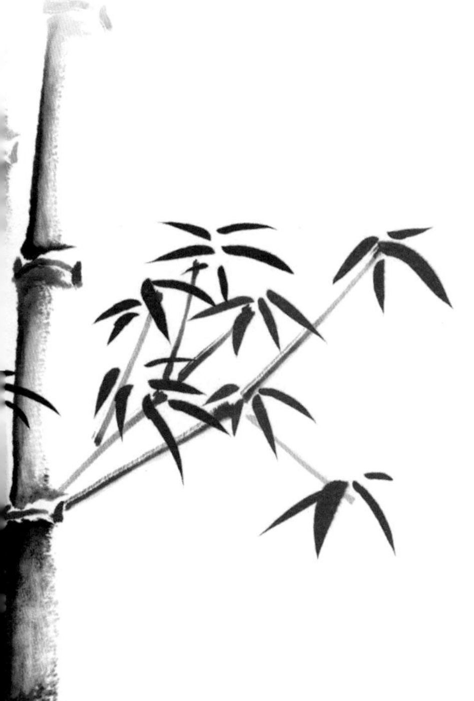

第一节　祛暑解表剂

① 香薷散 《太平惠民和剂局方》

香薷散中厚朴煮，扁豆微炒酒少许，
祛暑解表化湿中，夏月寒湿为阴暑。

功用 祛暑解表，化湿和中。

主治 阴暑。本证由夏月乘凉饮冷，外感风寒，内伤于湿所致；证见恶寒发热，头重身痛，无汗，腹痛吐泻，胸脘痞闷，舌苔白腻，脉浮。

方解 君：香薷去土，一斤——解表散寒，祛暑化湿，为夏月解表之要药。

臣：厚朴去粗皮，姜汁炙熟，半斤——行气化湿，解胸闷，去苔腻。

佐：白扁豆微炒，半斤——健脾和中，渗湿消暑。

佐使：酒一分——温经脉，通阳气，使药力通达全身。

② 新加香薷饮* 《温病条辨》

新加香薷要得汗，
银金银花翘连翘豆花鲜扁豆花厚朴咽，
祛暑解表清热湿，暑温夹湿复感寒。

功用 祛暑解表，清热化湿。

主治 暑温夹湿，复感外寒证。发热头痛，恶寒无汗，口渴面赤，胸闷不舒，舌苔白腻，脉浮而数。

备注 得汗止后服，不汗再服。

③ 清络饮*《温病条辨》

清络六鲜用银扁，瓜皮翠衣竹荷边，
祛暑清热用之效，暑伤肺经气分煎。

功用 祛暑清热。

主治 暑伤肺经气分轻证。身热口渴不甚，头目不清，昏眩微胀，舌淡红，苔薄白。

方解 君：鲜银花二钱——辛凉芳香，清热解暑；
鲜扁豆花一枝——芳香清散，解暑化湿。
臣：丝瓜皮二钱——清肺透络；
西瓜翠衣二钱——清热解毒，生津止渴。
佐：鲜竹叶心二钱——清心利水；
鲜荷叶边二钱——祛暑清热之中而有舒散之意。

第二节 祛暑利湿剂

① 六一散《黄帝素问宣明方论》

六一滑甘蜜少许，新井泉调冷饮欲，
热烦便涩或泄泻，清暑利湿暑湿除。

功用 清暑利湿。

主治 暑湿证。本证由暑热夹湿所致；证见身热烦渴，小便不利，或泄泻。

方解 君：滑石六两——清解暑热，通利水道。
臣：甘草一两——清热泻火，益气和中，合滑石甘寒生津，利小便而不伤津，又可防滑石寒滑重坠伤胃。

备注 包煎或温开水调下；欲冷饮者，新井泉水调下；药性平和，清热而不流湿，利水而不伤阴；本方为暑湿证之基础方。

2 桂苓甘露散 《黄帝素问宣明方论》

桂苓甘露滑膏寒，猪茯泽白肉草研，
清暑解热化气湿，暑湿俱盛重证安。

功用 清暑解热，化气利湿。

主治 暑湿证。本证由中暑受热，水湿内停所致；证见发热头痛，烦渴引饮，小便不利，以及霍乱吐泻。

方解 君：滑石四两——清解暑热，利水渗湿。

臣：石膏二两、寒水石二两——加强清解暑热之力。

佐：猪苓半两、茯苓一两、泽泻一两——利水渗湿；

白术半两——健脾运湿；

肉桂去皮，半两——助下焦气化，使湿从小便而去。

佐使：炙甘草二两——益气调药，既助苓术健脾，又缓“三石”大寒重坠。

备注 “温汤调下，新汲水亦得，生姜汤尤良。”本方由六一散合五苓散、甘露饮（石膏、寒水石、甘草）而成。

第三节 祛暑益气剂

1 清暑益气汤 《温热经纬》

清暑益气阴津妙，暑热气津两伤效，
西洋翠衣麦斛梗，黄连竹母粳米草。

功用 清暑益气，养阴生津。

主治 暑热气津两伤证。身热汗多，口渴心烦，小便短赤，体倦少气，精神不振，脉虚数。

方解 君：西洋参——益气生津，养阴清热；
西瓜翠衣——清热解暑。
臣：麦冬、石斛——助西洋参养阴生津；
荷梗——助西瓜翠衣清热解暑。
佐：黄连——苦寒泻火，以助清热祛暑；
竹叶——清热除烦；
知母——泻火滋阴。
使：粳米、甘草——益胃和中。

第六章 温里剂

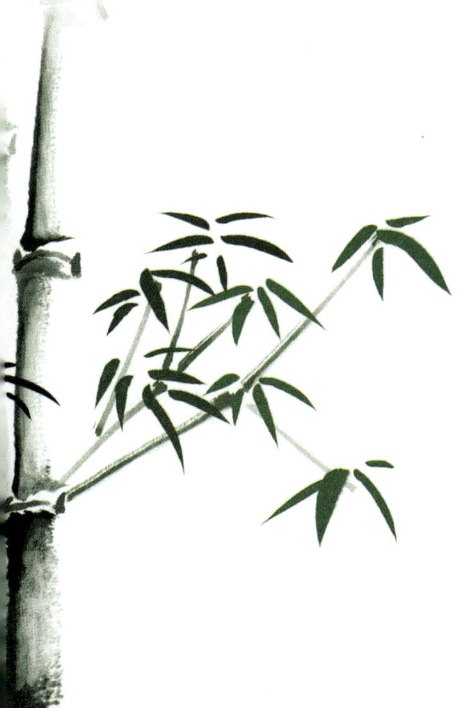

第一节 温中祛寒剂

1 理中丸 《伤寒论》

理中干姜参术草，温中祛寒健脾好，
脾胃虚寒阳虚血，胸痹慢惊涎唾消。

功用 温中祛寒，补气健脾。

主治 (1)脾胃虚寒证。脘腹疼痛，喜温喜按，呕吐便溏，脘痞食少，畏寒肢冷，口淡不渴，舌质淡，苔白润，脉沉细或沉迟无力。

(2)阳虚失血证。便血、吐血、衄血或崩漏等，血色暗淡，质清稀，面色㿠白，气短神疲，脉沉细或虚大无力。

(3)中阳不足、阴寒上乘之胸痹；脾气虚寒、不能摄津之病后多涎唾；中阳虚损、土不荣木之小儿慢惊等。

方解 君：干姜三两——温暖脾胃，助阳祛寒。

臣：人参三两——益气健脾，合干姜温中健脾。

佐：白术三两——健脾燥湿。

佐使：炙甘草三两——调和诸药，缓急止痛，合参术益气健脾。

备注 《金匮要略》中本方为汤剂，称“人参汤”；蜜和为丸，亦可作汤剂，且丸不及汤；本方为中焦脾胃虚寒证之基础方。

② 小建中汤 《伤寒论》

小建中汤饴糖好，桂芍姜枣炙甘草，
温中补虚和里急，中焦虚寒肝脾调。

功用 温中补虚，和里缓急。

主治 中焦虚寒，肝脾不调，阴阳失和证。腹中拘急疼痛，喜温喜按，神疲乏力；或心中悸动，虚烦不宁，面色无华；兼见手足烦热，咽干口燥等，舌淡，苔白，脉细弦。

方解 君：饴糖（胶饴）后下，一升——温补中焦，缓急止痛。

臣：桂枝去皮，三两——温阳气，祛寒邪；

白芍六两——养营阴，缓肝急，调营卫。

佐：生姜切，三两——温胃散寒；

大枣擘，十二枚——补脾益气，合生姜调和营卫。

佐使：炙甘草二两——调和诸药，益气和中。

③ 吴茱萸汤 《伤寒论》

吴茱萸汤重用姜，人参大枣水煎尝，
温中补虚降逆呕，胃寒肝肾上逆良。

功用 温中补虚，降逆止呕。

主治 (1)胃寒呕吐证。食谷欲呕，或兼胃脘疼痛，吞酸嘈杂，舌质淡，脉沉弦而迟。

(2)肝寒上逆证。干呕吐涎沫，头痛，巅顶痛甚，舌质淡，脉沉弦。

(3)肾寒上逆证。呕吐下利，手足厥冷，烦躁欲死，舌质淡，脉沉弦。

方解 君：吴茱萸洗，一升——温胃暖肝以祛寒，和胃降逆以止呕。

臣：生姜切，六两——温胃散寒，降逆止呕。

佐：人参三两——益气健脾。

佐使：大枣擘，十二枚——调和诸药，合人参以益脾气，合生姜以调脾胃。

备注 肝、肾、胃三经同治，温、降、补三法并施，以温降为主。

4 大建中汤 《金匮要略》

大建中汤脘腹痛，蜀椒干饴人参共，
温中补虚降逆痛，中阳衰弱阴寒盛。

功用 温中补虚，缓急止痛。

主治 中阳衰弱，阴寒内盛之脘腹疼痛。心胸中大寒痛，呕不能食，腹中寒，上冲皮起出见有头足，上下痛而不可触近，舌苔白滑，脉沉细紧，甚则肢厥脉伏。

方解 君：蜀椒炒去汗，二合——温脾胃，助命火，散寒止痛。

臣：干姜四两——温脾暖胃，助蜀椒散寒；

饴糖后下——温中缓急，助蜀椒止痛。

佐：人参二两——补脾益气助阳，合饴糖建中缓急。

备注 服后食糜温覆；纯用辛甘，温补兼施，以温为主；本方为治疗虚寒腹痛重症之代表方。

第二节 回阳救逆剂

1 四逆汤 《伤寒论》

四逆附子干姜草，腹痛吐泻脉微小，
回阳救逆用之效，心肾阳衰寒厥消。

功用 回阳救逆。

主治 少阴病，心肾阳衰寒厥证。四肢厥逆，恶寒蜷卧，神衰欲寐，面色苍白，腹痛下利，呕吐不渴，苔白滑，脉微细，以及太阳病误汗亡阳者。

方解 君：附子生用，去皮，破八片，一枚——温壮元阳，破散阴寒，回阳救逆。

臣：干姜一两半——温中散寒，助阳通脉，合附子为回阳救逆常用组合。

佐使：炙甘草二两——调和药性，使药力持久，益气补中，甘缓姜附峻烈之性。

备注 本方为少阴心肾阳衰寒厥证之基础方；服药后呕吐拒药者，可将药液置凉服用。

2 回阳救急汤 《伤寒六书》

回阳救急六君姜，附子干麝肉味尝，
回阳固脱益气脉，直中三阴真阳伤。

功用 回阳固脱，益气生脉。

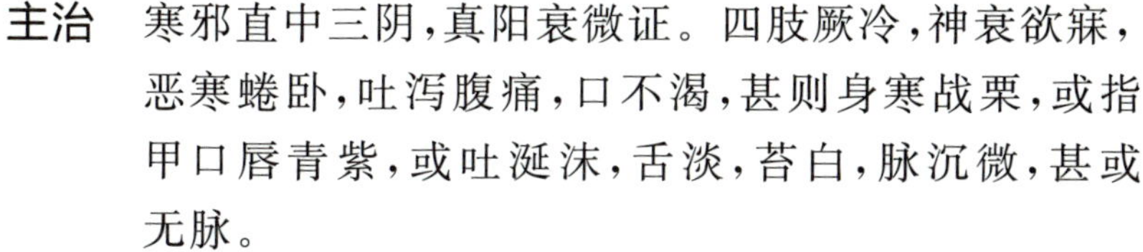

主治 寒邪直中三阴，真阳衰微证。四肢厥冷，神衰欲寐，恶寒蜷卧，吐泻腹痛，口不渴，甚则身寒战栗，或指甲口唇青紫，或吐涎沫，舌淡，苔白，脉沉微，甚或无脉。

方解 六君子汤（人参、白术炒、茯苓、炙甘草、半夏制、陈皮）加生姜——益气补中，除阳虚水湿不化之痰饮。

熟附子、干姜、炙甘草——温里回阳，祛寒通脉，附子合人参益气回阳以固脱。

麝香冲服——辛香走窜，通行十二经脉，合五味子则散中有收。

肉桂——助附子温壮元阳，通利血脉。

五味子——收敛元气，合人参益气生脉。

备注 加生姜三片水煎，加麝香三厘调服，手足温和即止，不可多服。

第三节 温经散寒剂

1 当归四逆汤 《伤寒论》

当归四逆桂枝好，辛芍通草枣炙草，
温经散寒养血脉，血虚寒厥用之效。

功用 温经散寒，养血通脉。

主治 血虚寒厥证。手足厥寒，或腰、股、腿、足、肩臂疼痛，口不渴，舌淡苔白，脉沉细或细而欲绝。

方解 君：当归三两——养血和血；

桂枝去皮，三两——温经散寒，温通血脉。

臣：细辛三两——温经散寒，助桂枝温通血脉；
白芍三两——养血和营，助当归补益营血。
佐：通草二两——通经脉，畅血行；
大枣擘，二十五枚、炙甘草二两——益气健脾养血。

② 黄芪桂枝五物汤 《金匮要略》

黄芪桂枝五物汤，芍药姜枣血痹尝，
益气温经和血痹，肌肤不仁脉涩良。

功用 益气温经，和血通痹。

主治 血痹。本证由营卫气血不足，风寒之邪乘虚客于血脉，血行滞涩，肌肤失养所致；证见肌肤麻木不仁，微恶风寒，舌质淡，脉微涩而紧。

方解 君：黄芪三两——补气益卫。
臣：桂枝三两——温经通痹，合黄芪益气温阳、和血通经；
芍药三两——养血和营，合桂枝调营卫、和表里。
佐：生姜六两——助桂枝疏散风邪；
大枣十二枚——助芪芍益气养血。

备注 本方温补、散邪、通经并用，为血痹常用方，亦可用于气虚血滞中风之后，半身不遂，或肢体不用，或半身汗出，肌肉消瘦，气短乏力，以及产后、经后身痛等。

3 暖肝煎 《景岳全书》

暖肝煎中肉茴香，沉乌当杞茯苓姜，
温补肝肾行气痛，肝肾不足寒滞良。

功用 温补肝肾，行气止痛。

主治 肝肾不足，寒滞肝脉证。睾丸冷痛，或小腹疼痛，疝气痛，畏寒喜暖，舌淡，苔白，脉沉迟。

方解 君：肉桂一二钱——温肾暖肝，祛寒止痛；
小茴香二钱——暖肝散寒，理气止痛。
臣：沉香木香亦可，一钱、乌药二钱——辛温散寒，行气止痛；
当归二三钱——养血补肝；
枸杞子三钱——补肝益肾。
佐：茯苓二钱——渗湿健脾；
生姜三五片——散寒和胃。

4 阳和汤 《外科证治全生集》

阳和熟地鹿角胶，肉桂炮姜阴疽消，
麻黄白芥生甘草，温阳补血寒滞效。

功用 温阳补血，散寒通滞。

主治 阴疽。本证由素体阳虚，营血不足，寒凝痰滞，痹阻肌肉、筋骨、血脉所致，如贴骨疽、脱疽、流注、痰核、鹤膝风等，患处漫肿无头，皮色不变，酸痛无热，口中不渴，舌淡，苔白，脉沉细或迟细。

方解 君：熟地黄一两——温补营血，填精补髓；
鹿角胶三钱——温肾阳，益精血，合熟地温阳补血。

臣：肉桂去皮，研粉，一钱、炮姜炭五分——温阳散寒，温通血脉。

佐：麻黄五分——辛温达卫，宣通毛窍，开肌腠，散寒凝；

白芥子炒，研，二钱——温化寒痰，通络散结。

使：生甘草一钱——调和诸药，解毒。

备注　本方为治疗阴疽之代表方；“此方治阴证，无出其右，用之得当，应手而愈。”但阳证疮疡红肿热痛，或阴虚有热，或疽已溃破者不宜使用。

5　小金丹＊　《外科证治全生集》

小金胶香白胶香麝麝香乳乳香没没药，

五灵五灵脂地地龙鳖木鳖归当归身草草乌炭墨炭，

化痰除湿祛瘀络，阻滞凝结寒湿痰。

功用　化痰除湿，祛瘀通络。

主治　寒湿痰瘀所致的乳岩、痰核、横痃、瘰疬、流注、蟮拱头、贴骨疽（乳、核、横、瘰、流、蟮、贴）。

备注　糯米粉丸，好酒浸药，银物加研，热陈酒服，醉盖取汗。

第七章 表里双解剂

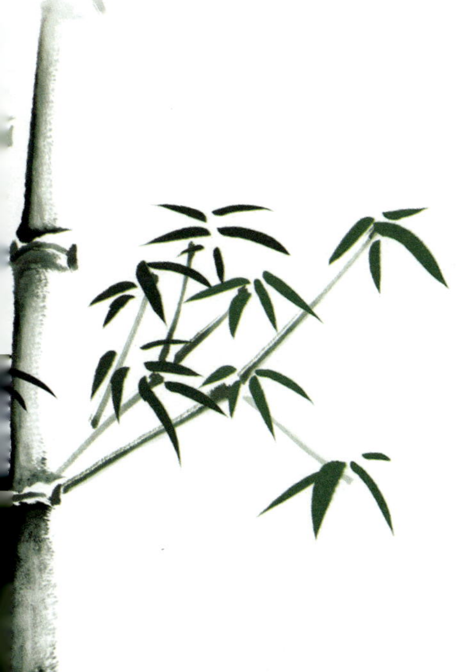

第一节 解表清里剂

1 葛根黄芩黄连汤 《伤寒论》

葛根黄芩黄连汤，先煮葛根炙草尝，
解表清里协热利，表证未解入里良。

功用 解表清里。

主治 表证未解，邪热入里证（协热下利）。身热，下利臭秽，胸脘烦热，口干作渴，喘而汗出，舌红，苔黄，脉数或促。

方解 君：葛根先煎，半斤——外解肌表之邪，内清阳明之热，又升脾胃清阳以止泻生津。

臣：黄芩三两、黄连三两——清热燥湿，厚肠止利。

佐使：炙甘草二两——调药和中。

备注 主以清里，兼以解表，表里兼治；以辛凉升散配伍苦寒清降，寓“清热升阳止利”之法；本方为表证未解，邪热入里，协热下利证之基础方。

第二节　解表温里剂

① 五积散 《仙授理伤续断秘方》

五积痰湿气血寒，苍术陈厚夏苓甘，
麻黄白芷干姜肉，归芍川芎桔壳研，
发表顺痰活血积，外感风寒生冷安。

功用 发表温里，顺气化痰，活血消积。

主治 外感风寒，内伤生冷证。身热无汗，头身疼痛，项背拘急，胸满恶食，呕吐腹痛，以及妇女血气不和，心腹疼痛，月经不调。

方解 苍术二十两、厚朴四两、陈皮六两、甘草三两——取法平胃散，燥湿健脾，以消湿积。

半夏汤泡，三两、茯苓三两、陈皮六两、甘草三两——取法二陈汤，行气燥湿化痰，以消痰积。

麻黄去根、节，六两、白芷三两——发汗解表，以散外寒。

干姜四两、肉桂三两——温里祛寒，以除寒积。

川当归三两、白芍三两、川芎三两——活血化瘀止痛，以化血积。

桔梗二十两、枳壳六两——理气宽胸，善行气积。

甘草三两——调和诸药，健脾和中。

备注 除肉桂、枳壳外，余药锉细，慢火炒后，入肉桂、枳壳末，煎加生姜，今多作汤剂；本方为治疗外感风寒、内伤生冷之五积（痰积、湿积、气积、血积、寒积）的代表方；消、温、汗、补四法并用，以温、消为主。

第三节 解表攻里剂

1 大柴胡汤 《金匮要略》

大柴胡汤芩枳黄，半姜芍药大枣尝，
和解少阳泻热结，少阳阳明合病良。

功用 和解少阳，内泻热结。

主治 少阳阳明合病。往来寒热，胸胁苦满，呕不止，郁郁微烦，心下痞硬，或心下急痛，大便不解或协热下利，舌苔黄，脉弦数有力。

方解 君：柴胡半斤——疏解少阳之邪。

臣：黄芩三两——清泄少阳郁热，合柴胡为和解少阳之组合；

枳实炙，四枚、大黄二两——内泻阳明热结，行气消痞。

佐：半夏洗，半升、生姜切，五两——和胃降逆；

芍药三两——柔肝缓急止痛，合大黄治腹中痛，合枳实理气和血。

佐使：大枣擘，十二枚——与生姜和营卫，行津液，调脾胃。

备注 和下两法合方，主以和解少阳，辅以内泻阳明，佐以缓急降逆；本方为治疗少阳阳明合病之代表方。

② 防风通圣散《黄帝素问宣明方论》

防风通圣荆薄麻，疏风解表泻热便，
青芩栀滑梗翘姜，黄硝归芍川术甘，
风热壅盛表里实，疮疡肠风鼻疹安。

功用 疏风解表，泻热通便。

主治 风热壅盛，表里俱实证。憎寒壮热，头目昏眩，目赤睛痛，口苦而干，咽喉不利，胸膈痞闷，咳呕喘满，涕唾黏稠，大便秘结，小便赤涩，舌苔黄腻，脉数有力。亦治疮疡肿毒、肠风痔漏、鼻赤、瘾疹。

方解 麻黄半两、防风半两、荆芥一分、薄荷叶半两——发汗散邪，疏风解表。

石膏一两、黄芩一两——清泄肺胃。

栀子一分、滑石三两——清热利湿，引蕴热自小便而出。

桔梗一两、连翘半两——清宣上焦，解毒利咽。

大黄半两、芒硝半两——泻热通腑，使结热由大便而出。

白芍半两、当归半两、川芎半两——养血和血。

白术一分、甘草二两——健脾和中，以防苦寒伤胃。

生姜三片——和胃助运。

备注 集汗、下、清、利于一方；本方为治疗表里俱实证之代表方。

③ 疏凿饮子 《济生方》

疏凿商陆阳水方，泻下逐水风肿尝，
泽泻苓通赤豆椒，秦艽姜羌大腹榔。

功用 泻下逐水，疏风消肿。

主治 阳水。本证为水湿壅盛，泛溢上下表里的阳水实证；证见遍身水肿，喘呼气急，烦躁口渴，二便不利，脉沉实。

方解 君：商陆——专于行水，通利二便。

臣：泽泻、茯苓皮、木通、赤小豆、椒目——通利小便，以渗在里之水湿。

佐：秦艽、羌活、生姜——疏风发表，开泄腠理，以散在表之水湿；

大腹皮、槟榔——下气行水，气化则湿化。

备注 各药等分，煎时加生姜五片，去滓温服，不拘时候；下、消、汗三法相伍，前后分消，表里同治，以泻下逐水为主。

第八章 补益剂

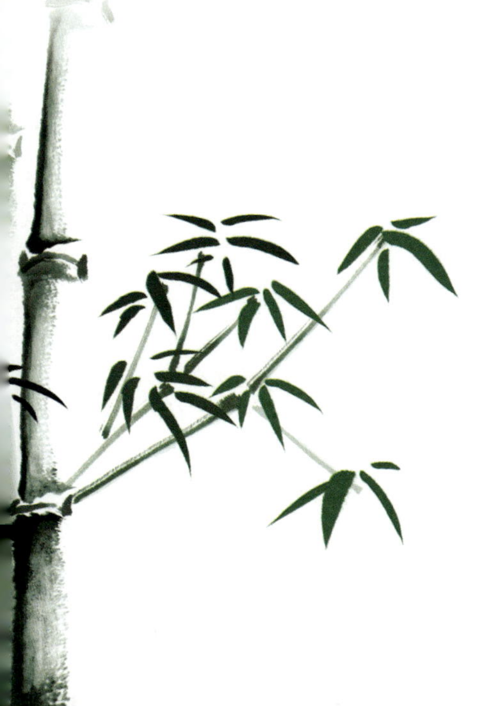

1 四君子汤 《太平惠民和剂局方》

参术苓草四君汤，益气健脾脾胃良，
半陈姜枣六君子，香砂六君香砂姜。

功用 益气健脾。

主治 脾胃气虚证。气短乏力，语声低微，面色萎白，食少便溏，舌淡，苔白，脉虚弱。

方解 君：人参去芦——甘温益气，健脾养胃。

臣：白术——燥湿健脾，助人参补益脾胃。

佐：茯苓去皮——健脾渗湿。

使：炙甘草——调和诸药，益气和中。

备注 各药等分为末，“通口服，不拘时”，“入盐少许，白汤点亦得”；补气基础方；四君子汤加半夏、陈皮，煎加姜、枣，为六君子汤；六君子汤加木香、砂仁，煎加生姜，为香砂六君子汤。

2 参苓白术散 《太平惠民和剂局方》

参苓白术脾湿散，益气健脾湿泻验，
山药莲子薏扁豆，砂仁桔梗草枣全。

功用 益气健脾，渗湿止泻。

主治 脾虚夹湿证。饮食不化，胸脘痞闷，肠鸣泄泻，气短乏力，形体消瘦，面色萎黄，舌质淡，苔白腻，脉虚缓。

方解 君：人参去芦，二斤、茯苓二斤、白术二斤——益气健脾渗湿。

臣：山药二斤、莲子肉去皮，一斤——助君健脾益气，兼能止泻；

薏苡仁一斤、白扁豆姜汁浸，去皮，微炒，一斤半——助术苓健脾渗湿。

佐：缩砂仁一斤——醒脾和胃，行气化湿；

桔梗炒令深黄色，一斤——合砂仁调畅气机，宣利肺气，通调水道，载药上行，使全方脾肺双补。

佐使：炒甘草二斤、大枣原方枣汤调服——调和诸药，健脾和中。

备注 大枣煎汤送服，亦可作汤剂；补脾与利湿并用而以补脾为主，补脾与补肺兼顾仍以补脾为主，培土生金。

③ 补中益气汤 《脾胃论》

补中益气举阳陷，气虚发热脾气陷，
黄芪人参炙甘草，白术归陈升柴煎。

功用 补中益气，升阳举陷。

主治 (1)气虚发热证。身热自汗，渴喜热饮，气短乏力，舌淡，脉虚大无力。

(2)脾胃气虚证。饮食减少，体倦肢软，少气懒言，面色萎黄，大便稀溏，舌质淡，脉虚软。

(3)气虚下陷证。脱肛，子宫脱垂，久泻久痢，崩漏，气短乏力，舌淡，脉虚。

方解 君：黄芪五分，病甚劳役热甚者一钱——补中益气，升阳固表。

臣：人参去芦，三分——大补元气；

炙甘草五分——补脾和中。

佐：白术三分——补气健脾，以资化源；

当归身酒焙干或晒干，二分——养血和营，协参芪补气养血；

陈皮不去白，二分或三分——理气和胃，使诸药补而不滞。

佐使：升麻二分或三分、柴胡二分或三分——升阳举陷，助君升提下陷之气。

备注 本方补气与升提并用，寓“甘温除热”之法，为治气虚发热及脾虚气陷之代表方。

---

4 玉屏风散 《究原方》

玉屏风散蜜黄芪，白术防风大枣齐，
益气固表又止汗，表虚自汗感风易。

功用 益气固表止汗。

主治 表虚自汗。汗出恶风，面色㿠白，舌淡苔薄白，脉浮虚。亦治虚人腠理不固，易感风邪。

方解 君：黄芪蜜炙，二两——内可大补脾肺之气，外可固表止汗。

臣：白术二两——益气健脾，助黄芪益气固表。

佐：防风一两——散风御邪，黄芪得防风则固表而不留邪，防风得黄芪则祛风而不伤正。

备注 煎加大枣一枚，食后热服。

5 生脉散 《医学启源》

生脉人参麦五味，益气生津敛汗最，
温热暑热耗气阴，久咳伤肺气阴亏。

功用 益气生津，敛阴止汗。

主治 (1)温热、暑热，耗伤气阴证。汗多神疲，体倦乏力，气短懒言，咽干口渴，舌干红少苔，脉虚数。

(2)久咳伤肺，气阴两虚证。干咳少痰，短气自汗，口干舌燥，脉虚细。

方解 君：人参五分——益元气，补肺气，生津液。

臣：麦冬五分——养阴清热，润肺生津。

佐：五味子五粒——敛肺止汗，生津止渴。

备注 “长流水煎，不拘时服”；本方为益气养阴生脉之代表方；方名“生脉”，乃补其正气以鼓动血脉，滋其津液以充养血脉，使气阴两伤、脉气虚弱者得以复生。

第二节 补血剂

1 四物汤 《仙授理伤续断秘方》

四物熟地归芍芎，补血调血虚滞宗。

功用 补血调血。

主治 营血虚滞证。头晕目眩，心悸失眠，面色无华，妇人月经不调，量少或经闭不行，脐腹疼痛，口唇、爪甲色淡无华，舌质淡，脉弦细或细涩。

方解 君：熟地黄酒蒸——滋养阴血，补肾填精，为补血要药。

臣：当归去芦，酒浸炒——补血活血，为养血调经之要药。

佐：白芍——养血益阴；

川芎——活血行气，使诸药补而不滞。

备注 等分为末，“每服三钱，水一盏半，煎至七分，空心热服”；本方补血而不滞血，行血而不伤血，为补血调血之基础方。

② 当归补血汤 《内外伤辨惑论》

当归补血君黄芪，甘温除热五合一，
补气生血基础方，血虚阳浮发热宜。

功用 补气生血。

主治 血虚阳浮发热证。肌热面赤，烦渴欲饮，脉洪大而虚，重按无力。亦治妇人经期、产后血虚发热头痛，或疮疡溃后，久不愈合者。

方解 君：黄芪一两——补气固表，“有形之血不能速生，无形之气所当急固”；大补脾肺之气，使气旺血生。

臣：当归酒洗，二钱——养血和营，则浮阳秘敛，阳生阴长，气旺血生，虚热自退。

备注 食前空心温服；黄芪与当归用量为五比一，意在补气以生血；本方为治疗血虚发热证之代表方。

③ 归脾汤 《重订严氏济生方》

归脾养心益气血，心脾两虚不统血，
芪眼参术归酸枣，神志香草姜枣确。

功用 益气补血，养心健脾。

主治 (1)心脾气血两虚证。心悸怔忡，健忘失眠，气短乏力，体倦食少，面色萎黄，舌质淡，苔薄白，脉细弱。

(2)脾不统血证。便血，皮下紫癜，妇女崩漏，月经超前，量多色淡，或淋漓不止，舌质淡，脉细弱。

方解 君：黄芪去芦，一两——补脾益气；

龙眼肉一两——补脾气，养心血。

臣：人参半两、白术一两——补脾益气；

当归一钱——补血养心；

酸枣仁炒，去壳，一两——宁心安神。

佐：茯神去木，一两——养心安神；

远志一钱——宁神益智；

木香不见火，半两——理气醒脾，又防滋腻碍胃，使补而不滞。

佐使：生姜、大枣——调和脾胃，以资化源；

炙甘草二钱半——调和诸药，补益心脾。

备注 每服四钱，煎加生姜五片，大枣一枚，去滓温服，不拘时候；心脾同治，以补脾为主；气血双补，以补气为重。

第三节　气血双补剂

1　八珍汤（八珍散）《正体类要》

八珍人参熟地从，白术当归苓芎芎，
四君四物姜枣草，益气补血气血穷。

功用 益气补血。

主治 气血两虚证。面色苍白或萎黄，头晕目眩，四肢倦怠，气短懒言，心悸怔忡，饮食减少，舌质淡，苔薄白，脉细弱或虚大无力。

方解 君：人参一钱——补气生血，大补五脏元气；
熟地黄一钱——补血养阴。
臣：白术一钱——补气健脾；
当归——补血和血。
佐：茯苓一钱——健脾养心；
芍药——养血敛阴；
川芎一钱——活血行气，使补而不滞。
佐使：生姜三片、大枣五枚——调和脾胃，以助气血生化；
炙甘草五分——调和诸药，益气和中。

备注 本方为四君子汤与四物汤之合方，为治疗气血两虚之基础方。

---

② 泰山磐石散 《古今医统大全》

泰山磐石参术草，四物芪芩砂断糯，
益气健脾养血胎，气血虚弱胎滑堕。

功用 益气健脾，养血安胎。

主治 气血虚弱之滑胎、堕胎。胎动不安，或屡有堕胎宿疾，面色萎黄，倦怠乏力，不思饮食，舌质淡，苔薄白，脉滑无力。

方解 八珍汤（去茯苓，人参一钱、白术五分、炙甘草五分、熟地黄八分、白芍八分、当归一钱、川芎八分）——益气养血。

黄芪一钱——合参术草补气健脾，举胎防堕。

黄芩一钱——清热安胎。

砂仁五分——理气和胃以防滋腻碍胃，兼能安胎。

川续断一钱——补肝肾，调血脉，为安胎要药。

糯米一撮——补脾胃，益胎元。

备注 “但觉有孕，三五日常用一服，四月之后方无虑也。”取八珍汤益气补血，配伍多味安胎之品，而成颐养胎元之专剂。

3 内补黄芪汤* 《证治准绳》

内补黄芪参苓草，
四物熟地、白芍、当归、川芎麦麦冬肉肉桂志远志姜枣，
补益气血养阴肌，痈疽溃后气血消。

功用 补益气血，养阴生肌。

主治 痈疽溃后，气血两虚证。溃处作痛，倦怠懒言，间或发热，经久不退，舌淡，苔薄，脉细弱。

第四节 补阴剂

1 六味地黄丸 《小儿药证直诀》

六味地黄山药萸，茯苓泽泻丹皮足，
滋阴填精又补肾，三补三泻阴精虚。

功用 滋阴填精补肾（滋补肝肾）。

主治 阴精不足证(肝肾阴虚证)。腰膝酸软,头晕目眩,视物昏花,耳鸣耳聋,盗汗,遗精,消渴,骨蒸潮热,手足心热,口燥咽干,牙齿动摇,足跟作痛,以及小儿囟门不合,舌红少苔,脉沉细数。

方解 君:熟地黄炒,八钱——滋阴补肾,益精填髓。

臣:山药四钱——补益脾阴,亦能固肾;

山茱萸四钱——补养肝肾,兼能涩精。

佐:茯苓去皮,三钱——淡渗脾湿,并助山药之健运;

泽泻三钱——利湿而泄肾浊,并减熟地之滋腻;

丹皮三钱——清泄虚热,并制山萸之温涩。

备注 炼蜜为丸,空心温水化服,亦作汤剂;本方为补肾填精之基础方,亦为“三补”“三泻”之代表方。

② 左归丸 《景岳全书》

左归熟地山药萸,鹿角龟板枸菟牛,
滋阴补肾填精髓,真阴不足蜜丸优。

功用 滋阴补肾,益精填髓。

主治 真阴不足证。头晕目眩,腰酸腿软,遗精滑泄,自汗盗汗,口燥舌干,舌红,少苔,脉细。

方解 君:大怀熟地八两——滋阴补肾,填精益髓。

臣:山药炒,四两——补脾益肾,滋肾固精;

山茱萸四两——补脾益阴,滋肾固精;

鹿角胶敲碎炒珠,四两、龟板胶切碎炒珠,四两——峻补精髓,鹿角胶偏于补阳,龟板胶偏于补阴,“阳中求阴”。

佐：枸杞子四两——补肝肾，益精血；

菟丝子制，四两——补肝肾，助精髓；

川牛膝酒洗，蒸熟，三两——益肝肾，强筋骨。

备注　炼蜜为丸，食前用滚汤或淡盐汤送服；纯甘补阴，纯补无泻，兼阳中求阴。

3　大补阴丸（大补丸）《丹溪心法》

大补阴丸熟地龟，柏母蜂蜜猪脊髓，

君臣三二滋阴火，阴虚火旺盐汤随。

功用　滋阴降火。

主治　阴虚火旺证。骨蒸潮热，盗汗遗精，咳嗽咯血，心烦易怒，足膝疼热，舌红，少苔，尺脉数而有力。

方解　君：熟地黄酒蒸，六两——滋补真阴，填精益髓；

龟板酥炙，六两——滋阴潜阳，补肾健骨。

臣：黄柏炒褐色，四两——泻相火以坚阴；

知母酒浸，炒，四两——上清肺金，下滋肾水，与黄柏相须为用，苦寒降火，保存阴液，平抑亢阳。

佐使：蜂蜜——补中润燥；

猪脊髓——补髓养阴。

备注　猪脊髓蒸熟，炼蜜为丸，淡盐汤送服，亦作汤剂。

4　一贯煎《续名医类案》

一贯生地疝气聚，枸当麦沙川楝入，

滋阴疏肝用之效，肝肾阴虚肝气郁。

功用 滋阴疏肝。

主治 肝肾阴虚，肝郁气滞证。胸脘胁痛，吞酸吐苦，咽干口燥，舌红少津，脉细弱或虚弦。亦治疝气瘕聚。

方解 君：生地黄——滋阴养血，补益肝肾，滋水涵木。

臣：枸杞、当归——养血滋阴柔肝；

麦冬、北沙参——滋养肺胃，养阴生津，以佐金平木、扶土荣木。

佐：川楝子——疏肝泻热，理气止痛。

备注 大队滋阴之品少佐辛苦疏泄，养肝之体，且利肝之用，滋阴而不黏腻，疏肝而不伤阴，“为涵养肝阴第一良药”。

5 百合固金汤 《慎斋遗书》

百合固金麦冬玄，生熟当芍贝桔甘，
滋养肺肾止咳痰，肺肾阴亏虚火炎。

功用 滋养肺肾，止咳化痰。

主治 肺肾阴虚，虚火上炎证。咳嗽气喘，痰中带血，咽喉燥痛，头晕目眩，午后潮热，舌红，少苔，脉细数。

方解 君：生地三钱、熟地三钱——滋肾壮水，养阴润肺，熟地兼能补血，生地兼能凉血。

臣：玄参八分——助二地滋阴壮水，且降虚火；

百合一钱半、麦冬一钱半——滋阴清热，润肺止咳。

佐：当归三钱、白芍一钱——补血敛肺止咳；

贝母一钱半——清热润肺，止咳化痰；

桔梗八分——宣肺利咽，化痰散结，载药上行。

佐使：甘草一钱——调和诸药，清热泻火。

备注　肺肾同治，金水相生，重在补肾；养阴、降火、祛痰并施，重在养阴。

6　益胃汤 《温病条辨》

益胃养阴胃阴伤，麦地玉竹北沙糖。

功用　益胃养阴。

主治　胃阴不足证。胃脘灼热隐痛，饥不欲食，口干咽燥，大便干结，或干呕、呃逆，舌红少津，脉细数。

方解　君：麦冬五钱、细生地五钱——养阴清热，润燥生津。

臣：玉竹炒香，一钱五分、北沙参三钱——养阴生津，以助麦地益胃养阴。

佐使：冰糖一钱——调和诸药，濡养肺胃。

7　虎潜丸* 《丹溪心法》

虎潜柏黄柏母知母地熟地芍芍药板龟板，
锁锁阳骨虎骨干干姜陈陈皮痿证验，
滋阴降火强筋骨，肝肾阴虚内热安。

功用　滋阴降火，强壮筋骨。

主治　肝肾不足，阴虚内热之痿证。腰膝酸软，筋骨痿弱，腿足消瘦，步履乏力，或眩晕，耳鸣，遗精，遗尿，舌红，苔少，脉细弱。

备注　上为末，酒糊丸，一方加金箔一片，一方用生地黄，懒言者加山药。

第五节 补阳剂

1 肾气丸(八味肾气丸、崔氏八味丸)

《金匮要略》

金匮肾气阳虚宜,补肾助阳化肾气,
地黄附桂山药萸,茯苓泽泻丹皮蜜。

功用 补肾助阳,化生肾气。

主治 肾阳(气)不足证。腰痛脚软,身半以下常有冷感,少腹拘急,小便不利,或小便反多,入夜尤甚,阳痿早泄,舌淡而胖,脉虚弱,尺部沉细;以及痰饮,水肿,消渴,脚气,转胞等。

方解 君:干地黄八两——滋补肾阴,益精填髓。
臣:附子炮,一两、桂枝一两——温肾助阳,鼓舞肾气;
山药四两——补脾气,固肾精;
山茱萸四两——补肝肾,涩精气。
佐:茯苓三两——健脾益肾,合泽泻渗湿泄浊;
泽泻三两、丹皮三两——降相火,制浮阳。

备注 炼蜜为丸,白酒或淡盐汤送服;以“三补三泻”为主,少加温热之品,取法“少火生气”“阴中求阳”;本方为补肾助阳,化生肾气之代表方。

② 右归丸 《景岳全书》

右归附子肉桂鹿，山地茱枸归仲菟，
温补肾阳填精髓，肾阳命门火衰除。

功用 温补肾阳，益精填髓。

主治 肾阳不足，命门火衰证。年老或久病气衰神疲，畏寒肢冷，腰膝软弱，阳痿遗精，或阳衰无子，或饮食减少，大便不实，或小便自遗，舌淡，苔白，脉沉而迟。

方解 君：制附子二两，渐可加至五六两、肉桂二两，渐可加至四两——培补元阳，温里祛寒；

鹿角胶炒珠，四两——温肾阳，益精血。

臣：山药炒，四两、熟地黄八两、山茱萸微炒，三两、枸杞子微炒，四两——滋阴益肾，养肝补脾，填精补髓，“阴中求阳”。

佐：当归三两——养血和血；

杜仲姜汁炒，四两、菟丝子制，四两——补肝肾，强腰膝。

备注 熟地蒸烂，炼蜜为丸，滚白汤送服，亦作汤剂；本方集诸补药于一方，纯补无泻；补阳药与补阴药相配，“阳得阴助，则生化无穷”，妙在“阴中求阳”；“益火之源，以培右肾之元阳”，使元阳得以归元，故名“右归”。

第六节 阴阳双补剂

1 地黄饮子 《黄帝素问宣明论方》

地黄饮中阴阳补，肉苁巴戟山茱萸，
志茯菖蒲薄姜枣，附子肉桂麦味斛。

功用 滋肾阴，补肾阳，开窍化痰。

主治 下元虚衰，痰浊上犯之喑痱。舌强不能言，足废不能用，口干不欲饮，足冷面赤，脉沉细弱。

方解 君：熟干地黄焙、山茱萸炒——滋补肾阴；
肉苁蓉酒浸，切焙、巴戟天去心——温壮肾阳。

臣：附子炮裂，去皮脐、肉桂去粗皮——温养下元，摄纳浮阳，引火归原；
麦门冬去心，焙、五味子炒、石斛去根——滋养肺肾，金水相生，壮水济火。

佐：远志去心、茯苓去黑皮、石菖蒲——开窍化痰，交通心肾常用之组合；
薄荷——以助解郁开窍。

使：生姜、大枣——调药和中。

备注 各药等分为末，煎加生姜五片，大枣一枚，薄荷五叶；标本兼顾，上下并治，以治本治下为主；本方为治疗肾虚喑痱之代表方。

② 龟鹿二仙胶 《医便》

龟鹿二仙枸杞参，铅坛熬胶酒化吞，
滋阴填精益气阳，精血不足真元损。

功用 滋阴填精，益气壮阳。

主治 精血不足，真元虚损证。全身瘦削，阳痿遗精，两目昏花，腰膝酸软，久不孕育。

方解 君：鹿角新鲜麋鹿杀角，劈开，十斤——温肾壮阳，益精补血；
龟板龟板去弦，洗净，捶碎，五斤——填精补髓，滋养阴血。
臣：枸杞子三十两——益肝肾，补精血，以助龟鹿之力；
人参十五两——补后天，益中气，以滋气血化源。

备注 “前二味袋盛，放长流水内浸三日，用铅坛一只，如无铅坛，底下放铅一大片亦可。将角并板放入坛内，用水浸，高三五寸，黄蜡三两封口，放入锅内，桑柴火煮七昼夜，煮时坛内一日添热水一次，勿令沸起，锅内一日夜添水五次，候角酥取出，洗，滤净取滓，其滓即鹿角霜、龟板霜也。将清汁另放，另将人参、枸杞子用铜锅以水三十六碗，熬至药面无水，以新布绞取清汁，将滓置石臼水槌捣细，用水二十四碗又熬如前；又滤又捣又熬，如此三次，以滓无味为度。将前龟、鹿汁并参、杞汁和入锅内，文火熬至滴水成珠不散，乃成胶也。候至初十日起，日晒夜露至十七日，七日夜满，采日精月华之气，如本月阴雨缺几日，下月补晒如数，放阴凉处风干。每服初起一钱五分，十日加五分，加至三钱止，空心酒化下，常服乃可。”古制法较复杂，现代多以各药熬胶，空心以酒少许送服。

③ 七宝美髯丹 《本草纲目》

七宝美髯肝肾足，补益肝肾发骨虚，
赤白首乌赤白苓，枸菟牛膝当补骨。

功用 补益肝肾，乌发壮骨。

主治 肝肾不足证。须发早白，脱发，牙齿动摇，腰膝酸软，梦遗滑精，肾虚不育等。

方解 君：赤、白何首乌米泔水浸，去皮，黑豆九制，晒干，各一斤——补肝肾，益精血，壮筋骨，乌须发。

臣：赤、白茯苓去皮研末，以水淘去筋膜及浮者，取沉者捻块，以人乳浸匀，晒干研末，各一斤——补脾益气，宁心安神，人乳制用，滋补尤佳。

佐：枸杞子酒浸，晒，八两、菟丝子酒浸生芽，研烂，晒，八两——补肝肾，益精血；

牛膝去苗，酒浸一日，同首乌第七次蒸之，至九次止，晒干，八两——补肝肾，强筋骨，活血脉；

当归酒浸，晒，八两——补血养肝；

补骨脂以黑芝麻炒香，四两——补肾温阳，固精止遗。

备注 炼蜜为丸，清晨温酒下，午时姜汤下，卧时盐汤下，今多以淡盐水送服。

第七节 气血阴阳并补剂

1 炙甘草汤(复脉汤)

《伤寒论》

炙甘草汤桂麦地,参胶麻酒姜枣宜,
滋阴益气又复脉,血气虚弱肺痿施。

功用 滋阴养血,益气温阳,复脉定悸。

主治 (1)阴血不足,阳气虚弱证。脉结代,心动悸,虚羸少气,舌光少苔,或舌干而瘦小。

(2)虚劳肺痿。咳吐涎沫,形瘦短气,虚烦不眠,自汗盗汗,咽干舌燥,大便干结,脉虚数。

方解 君:生地黄一斤——滋阴养血。

臣:炙甘草四两——益气养心;

麦门冬去心,半升——滋养心阴;

桂枝去皮,三两——温通心阳,合生地气血阴阳并补。

佐:人参二两——补中益气;

阿胶烊化,二两——滋阴养血;

麻仁半升——滋阴润燥;

清酒七升——温通血脉,以行药力;

生姜切,三两——温心阳,通血脉,令滋而不腻;

大枣擘,三十枚——益气养血。

② 补天大造丸 《医学心悟》

补天大造蜂蜜调，河车人参龟鹿胶，
山苓芪术远枣仁，熟地枸杞归白芍。

功用 补五脏虚损。

主治 虚劳。本证由阴、阳、气、血俱虚所致；证见气短乏力，食少神疲，心悸失眠，腰膝酸软，头晕目眩等。

方解 君：紫河车甘草水洗，一具——补气养血益精。

臣：人参二两——大补元气；

龟板胶——滋阴养血；

鹿角熬膏，一斤——温阳补血益精。

佐：山药乳蒸，一两五钱、茯苓乳蒸，一两五钱、黄芪蜜炙，三两、白术陈土蒸，三两——补气健脾；

远志去心，甘草水泡，炒，一两五钱、枣仁去壳，炒，一两五钱——宁心安神；

熟地酒蒸，晒，四两、枸杞子酒蒸，四两——补肾养血，益精填髓；

当归酒蒸，一两五钱、白芍酒炒，一两五钱——合熟地滋阴补血。

备注 龟鹿胶和药，炼蜜为丸；本方补先天，助后天，益精血，养气阴，气血阴阳并补。

第九章 固涩剂

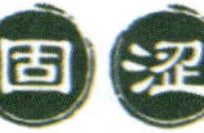
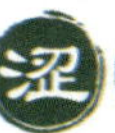
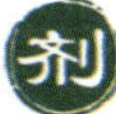

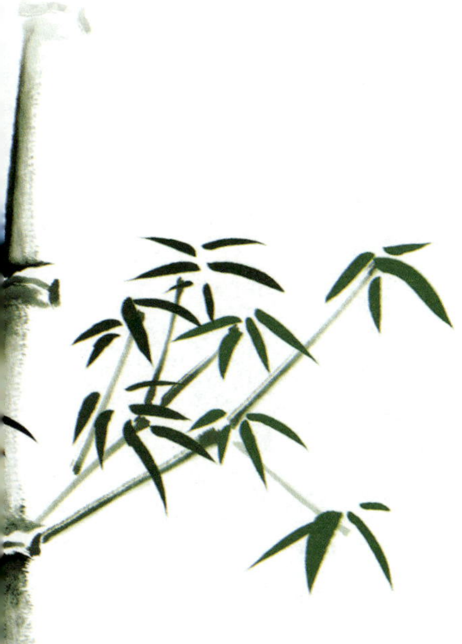

第一节 固表止汗剂

1 牡蛎散 《太平惠民和剂局方》

牡蛎散中用黄芪，麻黄根与小麦齐，
敛阴止汗益气表，体虚自汗盗汗宜。

功用 敛阴止汗，益气固表。

主治 体虚自汗、盗汗证。自汗、盗汗，夜卧更甚，心悸惊惕，短气烦倦，舌淡红，脉细弱。

方解 君：牡蛎米泔浸，刷去土，火烧通赤，一两——敛阴潜阳，固涩止汗。

臣：黄芪去苗土，一两——益气实卫，固表止汗。

佐：麻黄根一两——收敛止汗；

小麦百余粒——养气阴，清心除烦。

第二节 敛肺止咳剂

1 九仙散 《医学正传》

九仙罂粟桑款贝，桔梗参胶乌梅味，
敛肺止咳益气阴，久咳伤肺气阴亏。

功用 敛肺止咳，益气养阴。

主治 久咳伤肺，气阴两虚证。久咳不已，咳甚则气喘自汗，痰少而黏，脉虚数。

方解 君：罂粟壳去顶，蜜炒黄，八两——敛肺止咳。

臣：人参一两——益气生津以补肺；

阿胶一两——滋养肺阴，气阴双补；

乌梅一两、五味子一两——收敛肺气以治标。

佐：桑白皮一两——清肺泄热，止咳平喘；

款冬花一两——降气化痰，止咳平喘；

贝母半两——清热止咳化痰。

佐使：桔梗一两——宣肺祛痰，载药上行。

备注 “白汤点服，嗽住止后服”，今亦作汤剂。

第三节 涩肠固脱剂

1 真人养脏汤（纯阳真人养脏汤）

《太平惠民和剂局方》

真人养脏粟诃豆，参术归芍草香肉，
涩肠固脱温脾肾，脾肾虚寒泻痢休。

功用 涩肠固脱，温补脾肾。

主治 久泻久痢，脾肾虚寒证。泻痢无度，滑脱不禁，甚至脱肛坠下，脐腹疼痛，喜温喜按，或下利赤白，或便脓血，里急后重，日夜无度，倦怠食少，舌淡，苔白，脉迟细。

方解 君：罂粟壳去蒂萼，蜜炙，三两六钱——涩肠止泻。

臣：诃子去核，一两二钱——涩肠止泻；

肉豆蔻面裹，煨，半两——温中涩肠，君臣相须，“滑者涩之”“急则治标”。

佐：人参六钱、白术焙，六钱——补气健脾；

当归去芦，六钱、白芍一两六钱——养血和血，合木香调气和血，既治下痢后重，又令涩补不滞；

木香不见火，一两四钱——调气醒脾；

肉桂去粗皮，八钱——温肾暖脾。

佐使：炙甘草八钱——调和诸药，益气和中，合参术补中益气，合芍药缓急止痛。

备注 “食前温服，忌酒、面、生、冷、鱼腥、油腻”；罂粟壳有毒，应用宜慎重。

2 四神丸 《证治准绳》

四神补骨豆蔻好，茱萸五味生姜枣，
温肾暖脾止肠泻，脾肾阳虚肾泄消。

功用 温肾暖脾，固肠止泻。

主治 脾肾阳虚之肾泄证。五更泄泻，不思饮食，食不消化，或久泻不愈，腹痛喜温，腰酸肢冷，神疲乏力，舌质淡，苔薄白，脉沉迟无力。

方解 君：补骨脂四两——补命门之火以温养脾土。

臣：肉豆蔻二两——温脾暖胃，涩肠止泻。

佐：吴茱萸浸炒，一两——温肾暖脾以散阴寒；

五味子二两——固肾涩肠。

使：生姜八两、大枣一百枚——温补脾胃，鼓舞运化。

备注 “空心或食前白汤送下”；《医方集解》强调“临卧盐汤下”，并释云：“若平旦服之，至夜药力已尽，不能敌一夜之阴寒故也。”今多用盐汤或温开水送服，亦作汤剂；本方为治疗命门火衰，火不暖土所致五更泄泻或久泻之代表方。

③ 桃花汤 《伤寒论》

桃花石脂干姜米，温中涩肠虚寒痢。

功用 温中散寒，涩肠止痢。

主治 虚寒痢。下利不止，或滑脱不禁，便脓血，色暗，腹痛喜温喜按，舌淡，苔白，脉迟弱或微细。

方解 君：赤石脂一半全用，一半筛末，一斤——涩肠止痢，固涩下焦。

臣：干姜一两——温中散寒。

佐：粳米一升——养胃和中。

备注 “上三味，以水七升，煮米令熟，去滓，温服七合，内赤石脂末方寸匕，日三服。若一服愈，余勿服。”

第四节 涩精止遗剂

① 金锁固精丸 《医方集解》

金锁固精沙苑煮，莲须莲粉芡龙牡，
涩精补肾盐汤下，肾虚不固遗精服。

功用 涩精补肾。

主治 肾虚不固之遗精。遗精滑泄，腰痛耳鸣，四肢酸软，神疲乏力，舌淡，苔白，脉细弱。

方解 君：沙苑蒺藜（沙苑子）炒，二两——补肾固精。

臣：莲须二两、莲子粉莲子粉糊为丸——补肾涩精；

芡实蒸，二两——益肾固精，且补脾气。

佐：龙骨酥炙，一两、牡蛎盐水煮一日一夜，煅粉，一两——收敛固涩，重镇安神。

备注 “莲子粉糊为丸，盐汤下”，今亦作汤剂。

2 桑螵蛸散 《本草衍义》

桑螵蛸散龟龙参，菖蒲远志当茯神，
调补心肾涩精遗，心肾两虚水火存。

功用 调补心肾，涩精止遗。

主治 心肾两虚证。小便频数，或尿如米泔色，或遗尿，或遗精，心神恍惚，健忘，舌淡，苔白，脉细弱。

方解 君：桑螵蛸一两——补肾固精止遗。

臣：龟板酥炙，一两——滋养肾阴，补心安神；
龙骨一两——收敛固涩，镇心安神；
人参一两——补益元气，安神定志。

佐：菖蒲一两、远志一两——安神定志，交通心肾；
当归一两——调补气血；
茯神一两——益心气，宁心神。

备注 夜卧人参汤调下。

3 缩泉丸（固真丹） 《魏氏家藏方》

缩泉益智用乌药，山药糊丸盐酒绕，
温肾祛寒缩尿遗，膀胱虚寒用之效。

功用 温肾祛寒，缩尿止遗。

主治 膀胱虚寒证。小便频数，或遗尿不禁，舌淡，脉沉弱。

方解 君：益智仁大者，去皮，炒——温肾固精，缩尿止遗。

臣：天台乌药细锉——温肾散寒，除膀胱肾间冷气，止小便频数。

佐：山药酒煎——健脾补肾，固涩精气。

备注 等分为末，酒煎山药为糊丸，盐、酒或米饮送服，今亦作汤剂。

第五节 固崩止带剂

1 固冲汤 《医学衷中参西录》

固冲摄血健脾效，脾肾亏虚冲脉绕，
白术黄芪萸白芍，棕倍牡龙螵茜草。

功用 固冲摄血，益气健脾。

主治 脾肾亏虚，冲脉不固证。血崩或月经过多，或漏下不止，色淡质稀，心悸气短，神疲乏力，腰膝酸软，舌质淡，脉微弱。

方解 君：白术炒，一两、黄芪六钱——补气健脾，使气旺摄血。

臣：山萸肉去核，八钱、白芍四钱——补益肝肾，养血敛阴。

佐：棕榈炭二钱、五倍子轧细，药汁送服，五分、牡蛎煅，捣细，八钱、龙骨煅，捣细，八钱——功专收敛固涩，以增止血之力；

海螵蛸捣细，四钱、茜草三钱——化瘀止血，使血止而不留瘀。

备注 寓涩于补，补肾健脾以培本，固涩止血以治标；寄行于收，收敛固涩以救滑脱，行血化瘀以防留瘀。

② 易黄汤 《傅青主女科》

易黄山茨碎白果，车前黄柏俱来佐，
补益脾肾清湿热，脾肾湿热带下作。

功用 补益脾肾，清热祛湿，收涩止带。

主治 脾肾虚弱，湿热带下证。带下黏稠量多，色黄如浓茶汁，其气腥秽，舌质红，苔黄腻。

方解 君：山药炒，一两、芡实炒，一两——补脾益肾，固涩止带。

臣：白果碎，十枚——收涩止带，兼除湿热。

佐：车前子酒炒，一钱——清热利湿；

黄柏盐水炒，二钱——清热燥湿。

③ 固经丸* 《丹溪心法》

固经止血滋阴热，阴虚血热崩漏迫，
龟板芩芍用黄柏，椿皮香附酒糊做。

功用 固经止血，滋阴清热。

主治 阴虚血热之崩漏。月经过多，或崩中漏下，血色深红或紫黑稠黏，手足心热，腰膝酸软，舌质红，脉弦数。

方解 君：龟板炙，一两——滋阴益肾而降火；

黄芩炒，一两——清热止血；

白芍炒，一两——敛阴养血。

臣：黄柏炒，三钱——泻火坚阴，既助黄芩清热，又助龟板降火。

佐：椿根皮七钱半——固经止血；

香附二钱半——调气活血，以防寒凉太过。

备注 “酒糊丸”，“空心温酒或白汤下”，今亦作汤剂。

第十章 安神剂

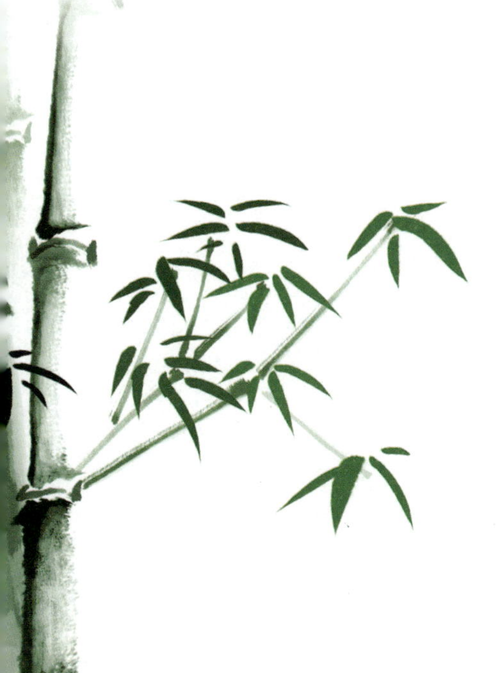

第一节 重镇安神剂

① 朱砂安神丸 《内外伤辨惑论》

朱砂安神酒黄连，生地当归炙草煎，
镇心安神清热血，心火亢盛阴血添。

功用 镇心安神，清热养血。

主治 心火亢盛，阴血不足证。心烦神乱，失眠多梦，惊悸怔忡，或胸中懊侬，舌尖红，脉细数。

方解 君：朱砂另研，水飞为衣，五钱——重镇安神，清心火，标本兼治。

臣：黄连去须，酒洗，六钱——清心泻火。

佐：生地黄一钱五分——滋阴清热；

当归去芦，二钱五分——合地黄滋补阴血以养心。

佐使：炙甘草五钱五分——调药和中，以防黄连之苦寒、朱砂之重坠。

备注 除朱砂外，四药为末，汤浸蒸饼为丸，朱砂为衣，津唾咽下，或温水、凉水少许送服；今多炼蜜为丸，临睡前温开水送服，亦作汤剂冲服朱砂末；本方为治疗心火亢盛、阴血不足所致神志失宁之代表方。

② 磁朱丸（神曲丸） 《备急千金要方》

磁朱神曲蜜丸妙，重镇安神心肾交。

功用 重镇安神，交通心肾。

主治 心肾不交证。视物昏花，耳鸣耳聋，心悸失眠。亦治癫痫。

方解 君：磁石二两——滋阴潜阳，重镇安神。

臣：朱砂一两——清心定志，重镇安神。

佐：神曲四两——健胃和中，既助运化，又防重镇伤胃。

使：蜜炼蜜为丸——补中益胃，缓和药性。

第二节 滋养安神剂

1 天王补心丹 《摄生秘剖》

天王补心阴血微，阴虚血少神志危，

地柏枣酸枣仁归天麦桔，志茯玄人朱丹味。

功用 滋阴清热，养血安神。

主治 阴虚血少，神志不安证。心悸怔忡，虚烦失眠，神疲健忘，或梦遗，手足心热，口舌生疮，大便干结，舌红，苔少，脉细数。

方解 君：生地黄酒洗，四两——滋阴养血，壮水制火。

臣：柏子仁炒，二两、酸枣仁炒，二两——养心安神；

当归身酒洗，二两——补血润燥；

天冬去心，二两、麦冬去心，二两——滋阴清热。

佐：远志去心，炒，五钱、茯苓五钱——养心安神；

玄参五钱——滋阴降火；

人参去芦，五钱——补气生血，安神益智；

朱砂三五钱——镇心安神，以治其标；

丹参微炒，五钱——清心活血，令补血药补而不滞；

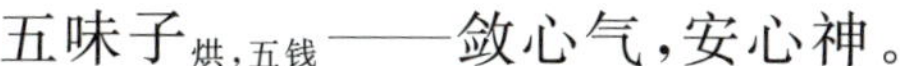

五味子烘,五钱——敛心气,安心神。

使:桔梗五钱——载药上行,使药力上入心经。

备注 炼蜜为丸,朱砂为衣,空心白滚汤或桂圆肉煎汤送服,忌胡荽、大蒜、萝卜、鱼腥、烧酒,今亦作汤剂。

2 酸枣仁汤 《金匮要略》

酸枣仁汤失眠好,茯苓知母川芎草,
养血安神清烦热,肝血不足虚热扰。

功用 养血安神,清热除烦。

主治 肝血不足,虚热内扰之虚烦不眠证。虚烦失眠,心悸不安,头目眩晕,咽干口燥,舌质红,脉弦细。

方解 君:酸枣仁炒,先煎,二升——养血补肝,宁心安神。

臣:茯苓二两——宁心安神;

知母二两——滋阴润燥,清热除烦。

佐:川芎二两——调肝血,疏肝气,合酸枣仁则寓散于收,补中有行,共奏养血调肝之效。

使:甘草一两——调和诸药,和中缓急。

3 甘麦大枣汤 《金匮要略》

甘麦大枣脏躁宜,养心安神和中急。

功用 养心安神,和中缓急。

主治 脏躁。本证由心阴不足,肝气失和,心神失宁所致;证见精神恍惚,常悲伤欲哭,不能自主,心中烦乱,睡眠不安,甚则言行失常,呵欠频作,舌淡苔少,脉细略数。

方解　君：小麦一升——补心养肝，益阴除烦，宁心安神。

臣：甘草三两——补养心气，和中缓急。

佐：大枣十枚——益气和中，润燥缓急。

备注　本方体现“肝苦急，急食甘以缓之”之法，为治疗脏躁之代表方。

4　养心汤　《仁斋直指方论》

养心芪人神苓归，酸枣柏子志五味，
夏曲川肉姜枣草，补益气血养心神。

功用　补益气血，养心安神。

主治　气血不足，心神不宁证。神思恍惚，心悸易惊，失眠健忘，舌淡脉细。

方解　君：黄芪炙，半两、人参一分——补脾益气。

臣：茯神半两、茯苓半两——养心安神；
当归——补血养心。

佐：酸枣仁浸，去皮，隔纸炒香，一分、柏子仁一分、远志取肉，姜汁淹，焙，一分、五味子一分——补心安神定悸；
半夏半两——消食和胃，合参芪补脾和中；
川芎半两——调肝和血，使诸药补而不滞；
肉桂一分——引火归原，鼓舞气血生长而增温养之效；
生姜五片、大枣二枚——益脾和中，调和气血。

佐使：炙甘草四钱——调和诸药，合参芪以增益气之功。

备注　气血并补，重在益气；心脾同治，重在养心；本方为治疗气血不足，心神不宁证之代表方。

第十一章 开窍剂

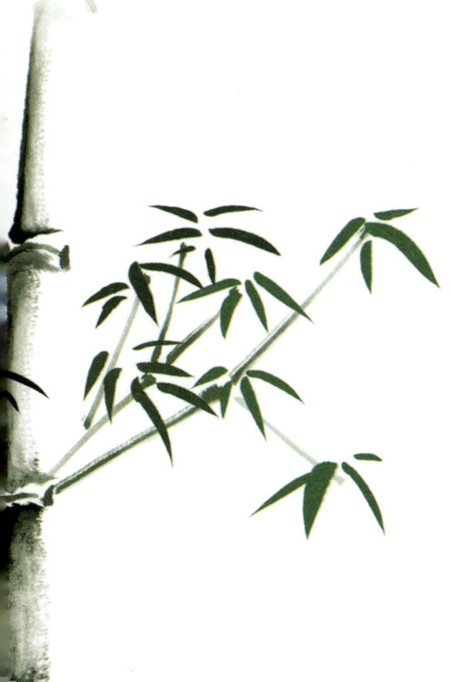

第一节 凉开剂

1 安宫牛黄丸 《温病条辨》

安宫牛黄麝犀角，芩连山栀郁冰绕，
雄黄砂珠蜜箔衣，清热解毒豁痰窍。

功用 清热解毒，豁痰开窍。

主治 邪热内陷心包证。高热烦躁，神昏谵语，口干舌燥，或舌謇肢厥，舌红或绛，脉数有力。亦治中风昏迷、小儿惊厥属邪热内闭者。

方解 君：牛黄一两——清心解毒，辟秽开窍；
麝香二钱五分——芳香开窍醒神；
犀角水牛角代，一两——清心凉血解毒。
臣：黄芩一两、黄连一两、山栀一两——清热泻火解毒，助牛黄、犀角清解心包热毒。
佐：郁金一两、冰片二钱五分——芳香辟秽，化浊通窍，助麝香开窍醒神；
雄黄一两——助牛黄辟秽解毒；
朱砂一两、珍珠五钱——镇心安神；
金箔——重镇安神。
使：蜜——和胃调中。

备注 炼蜜为丸，金箔为衣，蜡护；脉虚者人参汤下，脉实者银花、薄荷汤下；清热泻火、凉血解毒与芳香开窍并用，以清热解毒为主，“使邪火随诸香一齐俱散”；本方为凉开法之代表方；中病即止，不宜久服，孕妇慎用。

② 紫雪 《外台秘要》

紫雪麝香犀羊草，黄金升玄寒滑膏，
砂磁硝朴硝硝硝石沉木丁，清热开窍风痉消。

功用 清热开窍，熄风止痉。

主治 温热病，热闭心包及热盛动风证。高热烦躁，神昏谵语，痉厥，口渴唇焦，尿赤便闭，舌红绛，苔干黄，脉数有力或弦数，以及小儿热盛惊厥。

方解 君：麝香五分——芳香开窍醒神；
犀角水牛角代，五两——清心凉血解毒；
羚羊角水牛角代，五两——凉肝熄风止痉。
臣：寒水石三斤、滑石三斤、石膏三斤——清热泻火，滑石且可导热从小便而出。
佐：升麻一升、玄参一斤——清热解毒，玄参兼能养阴生津，升麻又可清热透邪；
朱砂三两、磁石三斤——重镇安神，朱砂并能清心解毒，磁石又可镇潜肝阳；
朴硝十斤、硝石四升——泄热散结，“釜底抽薪”，使邪热从肠腑下泄；
沉香五两、木香五两、丁香一两——行气通窍，助麝香开窍醒神；
黄金百两——镇心安神，平肝熄风。
使：炙甘草八两——调和诸药，益气安中，并防寒凉伤胃。

备注 “上十三味，以水一斛，先煮五种金石药，得四斗，去滓后，内八物，煮取一斗五升，去滓。取硝石四升，芒硝亦可，用朴硝精者十斤投汁中，微火上煮，柳木篦搅，勿住手，有七升，投在木盆中，半日欲凝，内成研朱砂三两，细研麝香五分，内中搅调，寒之二日成霜雪紫色。病人强壮者，一服二分，当利热毒；老弱人或热毒微者，一服一分，以意节之。”

③ 至宝丹 《苏沈良方》

至宝金银麝犀牛，玳冰安息砂雄琥，
清热解毒化浊窍，痰热内闭心包除。

功用 清热解毒，化浊开窍。

主治 痰热内闭心包证。神昏谵语，身热烦躁，痰盛气粗，舌绛苔黄垢腻，脉滑数。亦治中风、中暑、小儿惊厥属痰热内闭者。

方解 君：麝香一分——芳香开窍醒神；
犀角水牛角代，一两——清心凉血解毒；
牛黄一分——豁痰开窍。
臣：玳瑁一两——清热解毒，镇惊安神；
冰片一分、安息香一两半，酒浸，煮化，滤滓，约取一两——辟秽化浊，芳香开窍。
佐：朱砂一两、金箔五十片、银箔五十片——镇心安神；
雄黄一两——助牛黄豁痰解毒；
琥珀一两——助麝香通络散瘀而通心窍之瘀阻。

备注 人参汤冲服；血病，生姜、小便化服；小儿酌减；安宫牛黄丸、紫雪、至宝丹合称“凉开三宝”。

④ 抱龙丸 《小儿药证直诀》

抱龙丸中麝胆南，天竺雄黄朱砂甘，
清热化痰开窍神，小儿急惊痰热安。

功用 清热化痰，开窍安神。

主治 小儿急惊，痰热闭窍证。身热昏睡，痰盛气粗，发惊发厥，四肢抽搐。

方解 君：麝香另研，半两——芳香开窍醒神；
胆南星四两——清热化痰，熄风定惊。
臣：天竺黄一两——清热豁痰，凉心定惊；
雄黄水飞，一钱——祛痰解毒。
佐：朱砂另研，半两——安神定惊。
使：甘草煮水和丸——调和诸药。

备注 "上为细末，煮甘草水和丸皂子大，温水化下服之。百日小儿，每丸分作三四服，五岁一二丸，大人三五丸。亦治室女白带。伏暑用盐少许，嚼一二丸，新水送下；腊月中，雪水煮甘草和药尤佳。一法用浆水或新水浸天南星三日，候透软，煮三五沸，取出乘软切去皮，只取白软者，薄切焙干，炒黄色，取末八两，以甘草二两半，拍破，用水二碗浸一宿，慢火煮至半碗，去滓，旋旋洒入天南星末，慢研之，令甘草水尽，入余药。"

第二节 温开剂

1 苏合香丸(吃力伽丸)《外台秘要》

苏合香麝安息冰,木檀香附沉乳丁,
诃荜砂牛术寒闭,芳香开窍行气痛。

功用 芳香开窍,行气止痛。

主治 寒闭证。突然昏倒,牙关紧闭,不省人事,苔白,脉迟。亦治中风、中气及感受瘴疠之气属寒凝气滞之闭证者。

方解 君:苏合香半两、麝香一两,安息香一两、冰片半两——芳香开窍,辟秽化浊。

臣:木香一两、白檀香一两、香附中白,一两、沉香一两、乳香半两、丁香一两——行气解郁,散寒止痛,理气活血。

佐:诃子一两——收涩敛气,合白术一补一敛,防辛香走窜太过;

荜茇一两——温中散寒;

朱砂研,一两——重镇安神;

犀角水牛角代,一两——清心解毒;

白术一两——益气健脾,燥湿化浊。

备注 “上十五味,捣筛极细,白蜜煎,去沫,和为丸。每朝取井华水,服如梧子四丸,于净器中研破服,老小每碎一丸服之,冷水暖水,临时斟量。仍取一丸如弹丸,蜡纸裹,绯袋盛,当心带之。忌生血物、桃、李、雀肉、青鱼、酢等。”

② 紫金锭（玉枢丹）*《丹溪心法附余》

紫金麝香千金千金子**服，**
糯糯米**雄**雄黄**倍**五倍子**戟**大戟**砂**朱砂**山菇**山慈菇**，**
辟秽化痰消肿痛，暑疫痰厥无名毒。

功用　辟秽解毒，化痰开窍，消肿止痛。

主治　暑令时疫。脘腹胀闷疼痛，恶心呕吐，泄泻，痢疾，舌润，苔厚腻或浊腻，以及痰厥。外敷治疗疔疮肿毒、虫咬损伤、无名肿毒，以及痄腮、丹毒、喉风等。

备注　“上除雄黄、朱砂、千金子、麝香另研外，其余三味为细末，却入前四味再研匀，以糯米糊和剂，杵千余下，作饼子四十个，如钱大，阴干。体实者一饼作二服，体虚者一饼作三服，凡服此丹但得通利一二行，其效尤速；如不要行，以米粥补之。若用涂疮，立消。孕妇不可服。”

第十二章 理气剂

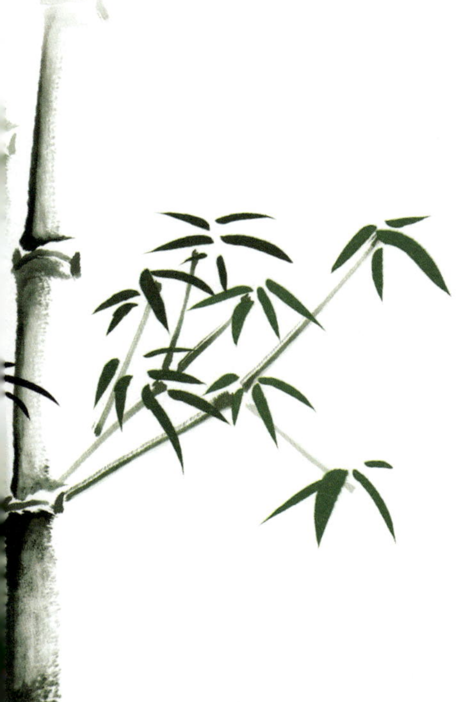

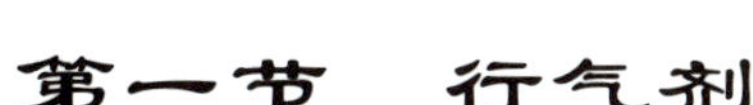

第一节 行气剂

1 越鞠丸 《丹溪心法》

行气解郁越鞠功，香附栀苍神曲芎，
气血痰火湿食郁，随证易君加减用。

功用 行气解郁。

主治 六郁证。本证以气郁为主，气郁则血郁、痰郁、火郁、湿郁、食郁随之而起，而诸郁又可加重气郁；证见胸膈痞闷，脘腹胀痛，嗳腐吞酸，恶心呕吐，饮食不消。

方解 君：香附——行气解郁，以治气郁。
臣佐：栀子——清热泻火，以治火邪；
苍术——燥湿运脾，以治湿邪；
神曲——消食导滞，以治食郁；
川芎——血中气药，活血祛瘀以治血郁。

备注 各药等分为末，水泛为丸；以五药治六郁，贵在治病求本，行气、活血、清热、除湿、消食诸法并用，重在调理气机；本方为治疗气、血、痰、火、湿、食"六郁"之代表方。

2 柴胡疏肝散 《证治准绳》

柴胡疏肝香附芎，枳壳陈皮芍草从，
疏肝解郁行气痛，肝郁气滞胁痛功。

功用 疏肝解郁，行气止痛。

主治 肝郁气滞证。胁肋疼痛，胸闷喜太息，情志抑郁或易怒，或嗳气，脘腹胀满，脉弦。

方解 君：柴胡二钱——条达肝气，疏散郁结。

臣：香附一钱半——疏肝行气止痛；

川芎一钱半——行气活血，开郁止痛。

佐：枳壳麸炒，一钱半——行气止痛，疏肝理脾；

陈皮醋炒，二钱——理气行滞和胃；

芍药一钱半——养血柔肝，缓急止痛，合柴胡养肝体、利肝用，且防诸辛香耗散气血。

佐使：炙甘草五分——调和药性，合芍药缓急止痛。

备注 疏肝与柔肝共用，既养肝之体，又利肝之用；本方为治疗肝气郁结证之代表方。

③ 金铃子散 《袖珍方》

金铃子散延胡索，舌红苔黄脉弦数，
疏肝泄热活血痛，肝郁化火诸痛作。

功用 疏肝泄热，活血止痛。

主治 肝郁化火证。胸腹、胁肋、脘腹诸痛，口苦，或痛经，或疝气痛，舌红，苔黄，脉弦数。

方解 君：金铃子（川楝子）一两——疏肝气，泄肝火，以治胸腹胁肋疼痛。

臣佐：玄胡（延胡索）一两——行气活血止痛。

备注 温汤或酒调服；本方药简效专，气血并调，尤善治肝火所致诸痛。

4 瓜蒌薤白白酒汤 《金匮要略》

瓜蒌薤白白酒汤，通阳散结气痰方，
胸阳不振痰气结，胸痹轻证此方良。

功用 通阳散结，行气祛痰。

主治 胸阳不振，痰气互结之胸痹轻证。胸部闷痛，甚至胸痛彻背，咳唾喘息，短气，苔白腻，脉沉弦或紧。

方解 君：瓜蒌捣，一枚——涤痰散结，宽胸理气。
臣：薤白半升——通阳散结，行气止痛。
佐使：白酒七升——行气活血。

备注 本方为治疗胸阳不振，气滞痰阻之胸痹的基础方。

5 枳实薤白桂枝汤* 《金匮要略》

枳实薤白桂枝汤，瓜蒌厚朴胸痹方，
通阳散结祛痰气，胸阳不振痰气伤。

功用 通阳散结，祛痰下气。

主治 胸阳不振，痰气互结之胸痹。胸满而痛，甚或胸痛彻背，喘息咳唾，短气，气从胁下冲逆，舌白腻，脉沉弦或紧。

方解 君：薤白半升——通阳散结，化痰散寒，治胸痹之要药；
瓜蒌捣，一枚——涤痰散结，开胸通痹。
臣：枳实先煎，四枚——下气破结，消痞除满；
厚朴先煎，四两——燥湿化痰，下气除满。
佐：桂枝一两——通阳散寒，降逆平冲。

⑥ 半夏厚朴汤 《金匮要略》

半夏厚朴君臣伍，姜茯苏叶水煎服，
行气散结降逆痰，痰气郁结梅核除。

功用 行气散结，降逆化痰。

主治 梅核气。本证由七情郁结，痰气交阻所致；证见咽中如有物阻，咯吐不出，吞咽不下，胸膈满闷，或咳或呕，苔白润或白滑，脉弦缓或弦滑。

方解 君：半夏一升——化痰散结，降逆和胃。
臣：厚朴三两——下气除满，助半夏散结降逆。
佐：生姜五两——辛温散结，和胃止呕，制半夏之毒；
茯苓四两——渗湿健脾，助半夏化痰；
苏叶二两——理气舒肝，助厚朴行气宽胸，宣通郁结之气。

备注 本方辛苦并用，痰气并治，为治疗痰气互结之梅核气的代表方。

⑦ 枳实消痞丸 《兰室秘藏》

枳实消痞厚朴连，半干麦芽四君先，
行气消痞健脾胃，脾虚气滞寒热煎。

功用 行气消痞，健脾和胃。

主治 脾虚气滞，寒热互结证。心下痞满，不欲饮食，倦怠乏力，苔腻微黄，脉弦。

方解 君：枳实五钱——行气消痞。
臣：厚朴炙，四钱——行气除满；

黄连五钱——清热燥湿而除痞。

佐：半夏曲三钱——散结和胃；

干姜二钱——温中祛寒，合夏连则辛开苦降、寒热平调；

麦芽曲二钱——消食和胃；

四君子汤（人参三钱、白术二钱、茯苓二钱、炙甘草二钱）——益气健脾，祛湿和中。

使：炙甘草二钱——调和诸药。

备注 汤浸蒸饼为丸，食远白汤送服，今多水泛小丸或糊丸，饭后温开水送服，亦作汤剂；本方消补兼施，寒热并用，行气消痞之中寓辛开苦降之法。

8 厚朴温中汤 《内外伤辨惑论》

厚朴温中草豆蔻，生生姜干干姜陈木苓草凑，

行气除满温中燥，脾胃寒湿气滞求。

功用 行气除满，温中燥湿。

主治 脾胃寒湿气滞证。脘腹胀满或疼痛，不思饮食，四肢倦怠，苔白腻，脉沉弦。

方解 君：厚朴姜制，一两——行气消胀，燥湿除满。

臣：草豆蔻五钱——温中散寒，燥湿运脾。

佐：生姜三片、干姜七分——温脾暖胃，助草豆蔻散寒止痛；

陈皮去白，一两、木香五钱——行气宽中，助厚朴消除胀满；

茯苓去皮，五钱——渗湿健脾。

佐使：炙甘草五钱——调和诸药，益气和中。

备注 本方重用行气药，配伍温中淡渗之品，兼以散寒燥湿，虽名“温中”，重在行气。

⑨ 天台乌药散（乌药散）

《圣济总录》

天台乌药楝巴榔，良姜茴香青皮香，
行气疏肝散寒痛，痛经瘕聚寒气伤。

功用 行气疏肝，散寒止痛。

主治 寒凝气滞证。小肠疝气，少腹引控睾丸而痛，偏坠肿胀，或少腹疼痛，舌淡，苔白，脉沉弦。亦治妇女痛经、瘕聚。

方解 君：乌药半两——行气疏肝，散寒止痛。

臣：高良姜炒，半两——散寒止痛；

小茴香微炒，半两——暖肝散寒；

青皮汤浸，去白，焙，半两——疏肝理气；

木香半两——行气止痛。

佐使：川楝子十个、巴豆同楝实用麸一升炒，麸黑捡去巴豆并麸不用，七十粒——二者同炒，去巴豆而用川楝子，既减川楝子之寒，又增其行气散结之效；

槟榔锉，二个——直达下焦，行气化滞而破坚。

备注 “食前温酒送下，疼甚，炒生姜、热酒调下”；本方体现行气温肝之法，“治疝必先治气”；川楝子与巴豆同炒，体现“去性存用”之法。

橘核丸* 《济生方》

橘核香木香楝川楝子桃仁延延胡索，

朴厚朴实枳实布昆布带海带藻海藻通木通官官桂心，

行气止痛软坚结，寒湿疝气酒糊丸。

功用 行气止痛，软坚散结。

主治 寒湿疝气证（癞疝）。睾丸肿胀偏坠，或坚硬如石，或痛引脐腹，甚则阴囊肿大，轻者时出黄水，重者成痈溃烂。

备注 酒糊为丸，空心盐汤或酒冲服。

加味乌药汤 《奇效良方》

加味乌药延胡煎，香附香砂生姜甘，

行气活血调经痛，肝郁气滞痛经安。

功用 行气活血，调经止痛。

主治 肝郁气滞之痛经。经前或经初少腹胀痛，胀甚于痛，或连胸胁、乳房胀痛，舌质淡，苔薄白，脉弦紧。

方解 君：香附炒，二两——疏肝理气，调经止痛。

臣：乌药一两——助香附疏肝解郁，行气止痛；

延胡索一两——行气活血，调经止痛。

佐：木香一两、砂仁一两——行气止痛消胀；

生姜三片——温胃散寒。

佐使：甘草一两半——调和诸药，缓急止痛。

第二节 降气剂

① 苏子降气汤 《太平惠民和剂局方》

苏子降气止咳痰，上实下虚喘咳安，
半夏前厚当归肉，生姜苏叶大枣甘。

功用 降气平喘，祛痰止咳。

主治 上实下虚之喘咳证。本证由痰涎壅肺，肾阳不足，肾不纳气所致；证见喘咳短气，痰涎壅盛，胸膈满闷，呼多吸少，或腰疼脚弱，肢体倦怠，或肢体水肿，苔白滑或白腻，脉弦滑。

方解 君：紫苏子二两半——降气平喘，祛痰止咳。

臣：半夏汤洗七次，二两半——燥湿化痰降逆。

佐：前胡去芦，一两——下气祛痰止咳；

厚朴去粗皮，姜汁炒，一两——下气宽胸除满；

当归去芦，一两半——既治咳逆上气，又养血补肝润燥；

肉桂去皮，一两半——温补下元，纳气平喘，以治下虚。

佐使：生姜两片、苏叶五叶——宣肺散寒；

大枣一个、甘草𤆵，二两——调和诸药，益气和中。

② 定喘汤 《摄生众妙方》

定喘麻果芩桑甘，苏杏半款哮喘安，
宣降肺气清热痰，风寒外束蕴热痰。

功用 宣降肺气，清热化痰。

主治 风寒外束，痰热内蕴之哮喘。咳喘痰多气急，质稠色黄，或微恶风寒，苔黄腻，脉滑数。

方解 君：麻黄三钱——宣肺散邪以平喘；

白果去壳，砸碎炒黄，二十一个——敛肺定喘以祛痰，合麻黄一散一收，既增平喘之效，又使宣肺而不耗气。

臣：桑白皮蜜炙，三钱、黄芩微炒，一钱五分——清泄肺热，止咳平喘。

佐：杏仁去皮尖，一钱五分、苏子二钱、半夏法制，三钱、款冬花三钱——降气平喘，祛痰止咳。

佐使：甘草一钱——调药和中，且能止咳。

3 四磨汤 《济生方》

四磨汤里浓磨煎，乌药沉香榔参安，
行气降逆宽胸结，肝气郁结七情感。

功用 行气降逆，宽胸散结。

主治 肝气郁结证。胸膈胀闷，上气喘急，心下痞满，不思饮食，苔白，脉弦。

方解 君：天台乌药——既疏肝气郁滞，又行脾胃气滞。

臣：沉香——下气降逆。

佐：槟榔——破气导滞，下气除胀；

人参——益气扶正，使开郁行气而不伤正。

备注 四药浓磨，水煎温服或冲服养正丹。

4 旋覆代赭汤 《伤寒论》

旋覆代赭半生姜，人参大枣炙草尝，
降逆化痰益气胃，胃虚痰阻气逆良。

功用 降逆化痰，益气和胃。

主治 胃虚痰阻气逆证。心下痞硬，噫气不除，或见纳差、呃逆、恶心，甚或呕吐，舌苔白腻，脉缓或滑。

方解 君：旋覆花三两——下气消痰，降逆止嗳。

臣：代赭石一两——质重沉降，善镇冲逆。

佐：半夏洗，半升——祛痰散结，降逆和胃；

生姜五两——和胃降逆以助止呕，宣散水气以助祛痰，制约赭石之寒凉；

人参二两、大枣擘，十二枚、炙甘草三两——健脾养胃，扶助已伤之中气。

使：炙甘草三两——调和诸药。

备注 质轻沉降之花与重坠沉降之石配伍，更佐益气和胃，使沉降而不伤正。

5 橘皮竹茹汤 《金匮要略》

橘皮竹茹人参姜，重用姜枣甘草尝，
降逆止呃益气热，胃虚有热呃逆良。

功用 降逆止呃，益气清热。

主治 胃虚有热之呃逆证。呃逆或干呕，虚烦少气，口干，舌红嫩，脉虚数。

方解 君：橘皮二升——行气和胃以止呕；

竹茹二升——清热安胃以止呕。

臣：人参一两——益气补虚，合橘皮则行中有补；

生姜半斤——和胃止呕，合竹茹则清中有温。

佐：大枣三十枚、甘草五两——益气补脾和胃。

使：甘草五两——调和诸药。

6 丁香柿蒂汤 《症因脉治》

丁香柿蒂人参姜，降逆止呃温中良。

功用 降逆止呃，温中益气。

主治 胃气虚寒之呃逆。呃逆不已，胸脘痞闷，舌淡，苔白，脉沉迟。

方解 君：丁香——温中散寒，降逆止呃，为胃寒呃逆之要药。

臣：柿蒂——善降胃气；

生姜——呕家圣药。

佐：人参——补虚养胃。

第十三章

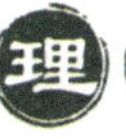

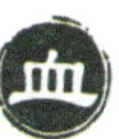

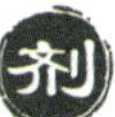

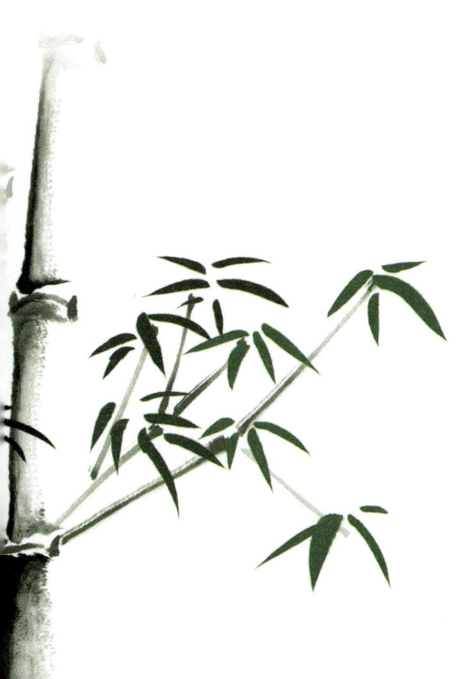

第一节 活血祛瘀剂

① 桃核承气汤 《伤寒论》

桃核承气大黄好，桂枝芒硝炙甘草，
逐瘀泻热用之效，下焦蓄血利微效。

功用 逐瘀泻热。

主治 下焦蓄血证。少腹急结，小便自利，神志如狂，甚则烦躁谵语，至夜发热。以及血瘀经闭，痛经，脉沉实而涩者。

方解 君：桃仁去皮尖，五十个——活血破瘀；
大黄四两——下瘀泻热。
臣：桂枝去皮，二两——通行血脉，既助桃仁活血祛瘀，又防硝黄寒凉凝血；
芒硝后下，二两——泻热软坚，助大黄下瘀泻热。
佐使：炙甘草二两——护胃安中，缓和诸药之峻烈。

备注 "先食温服"，服后当有微利；活血祛瘀与泻热攻下相伍，则邪有出路，瘀热同治；少佐辛温，则泻热而不凉遏凝血；本方为逐瘀泄热法之基础方，亦为治疗瘀热互结，下焦蓄血之代表方。

② 血府逐瘀汤 《医林改错》

血府逐瘀胸中绕，活血化瘀行气效，
桃仁红花川赤膝，当地柴壳桔甘草。

功用 活血化瘀，行气止痛。

主治 胸中血瘀证。胸痛，头痛，日久不愈，痛如针刺而有定处，或呃逆日久不止，或饮水即呛，干呕，或内热瞀闷，或心悸怔忡，失眠多梦，急躁易怒，入暮潮热，唇暗或两目暗黑，舌质暗红，或有瘀斑、瘀点，脉涩或弦紧。

方解 君：桃仁四钱——破血行滞而润燥；

红花三钱——活血祛瘀以止痛。

臣：川芎一钱半、赤芍二钱——助君活血祛瘀；

牛膝三钱——活血通经，祛瘀止痛，引血下行。

佐：当归三钱、生地三钱——养血益阴，清热活血；

柴胡一钱——疏肝解郁，升达清阳，合桔壳理气行滞；

枳壳二钱、桔梗一钱半——一升一降，宽胸行气。

使：桔梗一钱半——载药上行；

甘草一钱——调和诸药。

备注 本方为治疗胸中血瘀证之代表方。

③ 补阳还五汤 《医林改错》

补阳还五芪归从，地龙桃红赤芍芎，
补气活血又通络，中风气虚血瘀通。

功用 补气活血通络。

主治 中风之气虚血瘀证。半身不遂，口眼㖞斜，语言謇涩，口角流涎，小便频数或遗尿失禁，舌质暗淡，苔白，脉缓无力。

方解 君：黄芪四两——补益元气，气旺血行。

臣：当归尾二钱——活血通络而不伤血。

佐：桃仁一钱、红花一钱、赤芍一钱半、川芎一钱——协当归尾以活血祛瘀。

佐使：地龙去土，一钱——通经活络，周行全身，以行药力。

备注 重用补气，配伍活血，气旺血行以治本，祛瘀通络以治标；本方为益气活血法之代表方，中风后遗症之常用方。

4 复元活血汤 《医学发明》

复元活血黄柴好，桃红穿山归蒌草，
活血祛瘀通肝络，跌打损伤瘀血消。

功用 活血祛瘀，疏肝通络。

主治 跌打损伤，瘀血阻滞证。胁肋瘀肿，痛不可忍。

方解 君：大黄酒浸，一两——荡涤凝瘀败血，导瘀下行，推陈致新；

柴胡半两——疏肝行气，引诸药入肝经。

臣：桃仁酒浸，去皮尖，研如泥，五十个、红花二钱——活血祛瘀，消肿止痛；

穿山甲炮，二钱——破瘀通络，消肿散结。

佐：当归三钱——补血活血；

瓜蒌根三钱——既入血分以助消瘀散结，又可清热润燥。

使：甘草二钱——调和诸药，缓急止痛。

备注 加酒同煎，食前温服，以利为度，得利痛减，不必尽剂。

5 七厘散* 《同寿录》

七里麝香朱朱砂冰冰片茶儿茶，
乳香没药竭血竭红花，
散瘀消肿定痛血，跌损筋骨刀伤刮。

功用 散瘀消肿，定痛止血。

主治 跌打损伤，筋断骨折之瘀血肿痛；或刀伤出血；并治无名肿毒，烧烫伤等。

备注 “治外伤，先以药七厘，烧酒冲服，复用药以烧酒调敷伤处。如金刃伤重，急用此药干掺。”轻者不必口服，只用外敷。

6 温经汤 《金匮要略》

温经散寒养血瘀，冲任虚寒瘀血阻，
吴桂丹皮归芍芎，半生麦参阿甘入。

功用 温经散寒，养血祛瘀。

主治 冲任虚寒，瘀血阻滞证。漏下不止，血色暗而有块，淋漓不畅，或月经超前或延后，或逾期不止，或一月再行，或经停不至，而见少腹里急，腹满，傍晚发热，手心烦热，唇口干燥，舌质暗红，脉细而涩。亦治妇人宫冷，久不受孕。

方解 君：吴茱萸三两、桂枝二两——温经散寒，通利血脉。
臣：丹皮去心，二两——既助活血散瘀，又清血分虚热；

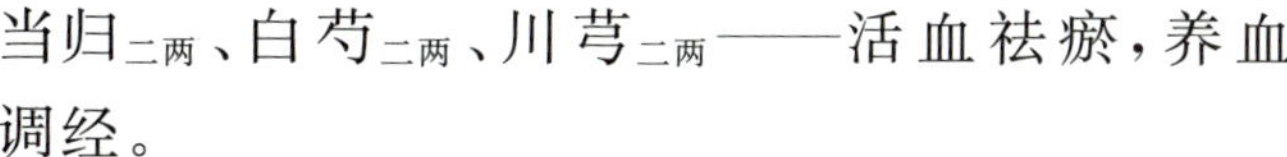

当归二两、白芍二两、川芎二两——活血祛瘀，养血调经。

佐：半夏半升、生姜二两——辛开散结，通降胃气，以助祛瘀调经；

阿胶烊化，二两——养血止血，滋阴润燥；

麦冬去心，一升——养阴清热；

人参二两、甘草二两——益气健脾，以资化源。

使：甘草二两——调和诸药。

7 生化汤 《傅青主女科》

生化当归芎桃好，黄酒炮姜炙甘草，
养血活血温经痛，血虚寒凝瘀血效。

功用 养血活血，温经止痛。

主治 血虚寒凝，瘀血阻滞证。产后恶露不行，小腹冷痛。

方解 君：全当归八钱——补血活血，化瘀生新，行滞止痛。

臣：川芎三钱——活血行气；

桃仁去皮尖，研，十四枚——活血祛瘀。

佐：黄酒——温通血脉，以助药力；

干姜炮黑，五分——入血散寒，温经止痛。

使：炙甘草五分——调和诸药，和中缓急。

备注 “黄酒、童便各半煎服”，今多水煎服，酌加黄酒。

8 桂枝茯苓丸 《金匮要略》

桂枝茯苓芍药研，桃仁丹皮蜜为丸，
活血化瘀消癥块，瘀阻胞宫服之安。

功用 活血化瘀，缓消癥块。

主治 瘀阻胞宫证。妇人素有癥块，妊娠漏下不止，或胎动不安，血色紫黑晦暗，腹痛拒按，或经闭腹痛，或产后恶露不尽而腹痛拒按者，舌质紫暗或有瘀点，脉沉涩。

方解 君：桂枝——温通血脉，以行瘀滞。

臣：桃仁去皮尖，熬、丹皮去心——活血破瘀，散结消癥。

佐：茯苓——渗湿健脾，消痰利水，以助消癥；

芍药——养血和血，缓急止痛。

使：蜜——缓和破泄之力。

备注 各药等分为末，炼蜜和丸，从小剂量开始，“不知渐加”，消癥而不伤胎；本方消补并行，寒温相宜，为缓消癥块之代表方。

9 失笑散 《太平惠民和剂局方》

失笑灵脂蒲黄从，等量为散酽醋冲，
活血祛瘀散结痛，瘀血停滞心腹痛。

功用 活血祛瘀，散结止痛。

主治 瘀血疼痛证。心腹刺痛，脘腹疼痛，或产后恶露不行，或月经不调，少腹急痛。

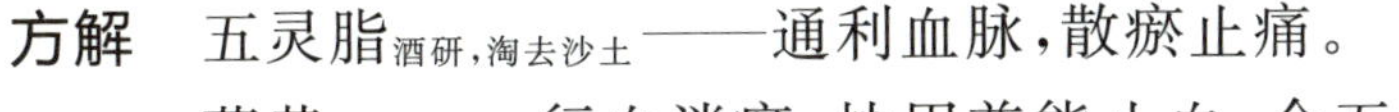

方解 五灵脂酒研,淘去沙土——通利血脉,散瘀止痛。

蒲黄炒香——行血消瘀,炒用兼能止血,合五灵脂为化瘀散结止痛之常用组合。

米醋或黄酒——活血脉,行药力,化瘀血,兼制五灵脂之腥臊。

备注 各药等分,用醋调二钱,熬膏水煎,食前热服,今多以黄酒或醋冲服,亦作汤剂;本方独取祛瘀止痛之品,药简力宏,为瘀血疼痛之基础方,尤以肝经血瘀为宜。

活络效灵丹*《医学衷中参西录》

活络效灵当归丹丹参,乳香没药温酒研,
活血祛瘀通络痛,气血凝滞服之安。

功用 活血祛瘀,通络止痛。

主治 气血凝滞证。心腹疼痛,或腿臂疼痛,或跌打瘀肿,或内外疮疡,以及癥瘕积聚等。

备注 温酒冲服。

大黄䗪虫丸《金匮要略》

大黄䗪虫虻蛴蛭,桃漆杏芩芍药地,
活血消癥祛瘀新,五劳虚极甘草蜜。

功用 活血消癥,祛瘀生新。

主治 五劳虚极。本证由五劳虚极,经络营卫俱虚,血脉凝涩,日久结成"干血"(血瘀)所致;证见形体羸瘦,腹满不能饮食，肌肤甲错，两目黯黑。

方解 君：大黄蒸，十分——泻下攻积，活血祛瘀；

䗪虫半升——破血祛瘀。

臣：虻虫一升、蛴螬一升、水蛭百枚、桃仁一升、干漆一两——攻逐瘀血，破血通络。

佐：杏仁一升——开宣肺气，润肠通便以通利气机；

黄芩二两——清热；

干地黄十两、芍药四两——滋阴养血，使破血而不伤正。

使：甘草三两、蜜——调和诸药，益气缓中；

酒——助活血，行药力。

备注 炼蜜为丸，温水或酒送服，亦作汤剂；寓补于攻，“缓中补虚”，“润以濡其干，虫以动其瘀，通以去其闭”；本方为治疗“干血痨”之代表方。

第二节　止血剂

1　十灰散 《十药神书》

十灰大大蓟小小蓟凉血研，血热妄行出血安，
荷叶侧柏茜茅榈，萝藕墨调栀黄丹。

功用 凉血止血。

主治 血热妄行之上部出血证。呕血、吐血、咯血、嗽血、衄血等，血色鲜红，来势急暴，舌红，脉数。

方解 君：大蓟、小蓟——凉血止血，且能祛瘀。

臣：荷叶、侧柏叶、茜根、白茅根——凉血止血；

棕榈皮——收涩止血。

佐：萝卜汁——降气清热，以助止血；

藕汁——清热凉血散瘀；

京墨——收涩止血；

栀子、大黄——清热泻火，导邪热由大小便而去，使气火降而血止；

丹皮——合大黄凉血祛瘀，则止血而不留瘀。

备注 各药等分，烧灰存性，萝卜汁或藕汁磨京墨食后调服，今亦作汤剂；本方为急则治标之剂，血止之后还当治本。

2 咳血方 《丹溪心法》

咳血肝火犯肺施，清肝宁肺凉血吃，
青黛水飞栀子黑，蒌海诃子蜜姜汁。

功用 清肝宁肺，凉血止血。

主治 肝火犯肺之咳血证。咳嗽痰稠带血，咯吐不爽，心烦易怒，胸胁作痛，咽干口苦，颊赤便秘，舌红，苔黄，脉弦数。

方解 君：青黛水飞——清肝泻火，凉血止血；

栀子炒黑——清热凉血，泻火除烦，炒黑可入血分止血。

臣：瓜蒌仁去油——清热化痰，润肺止咳；

海粉今多用海浮石——清肺降火，软坚化痰。

佐：诃子——清降敛肺，化痰止咳。

备注 以蜜同姜汁为丸，噙化，今亦作汤剂。

③ 小蓟饮子 《济生方》

小蓟饮地蒲藕好，栀滑竹通归甘草，
凉血止血利水淋，热结下焦血尿效。

功用 凉血止血，利水通淋。

主治 热结下焦之血淋、尿血。尿中带血，小便频数，赤涩热痛，舌红，脉数。

方解 君：小蓟——清热凉血止血，又可利尿通淋。

臣：生地黄——凉血止血，养阴清热；

蒲黄、藕节——助君凉血止血，兼能消瘀。

佐：栀子——清泄三焦之火，导热从下而出；

竹叶、木通、滑石——清热利水通淋；

当归——养血和血，引血归经，并防寒凉滞血。

使：甘草——调药和中，缓急止痛。

备注 各药等分，每服半两，水煎空心服。

④ 槐花散 《普济本事方》

槐花侧柏芥穗壳，等分为末米饮调，
清肠止血疏风气，风热湿毒壅肠道。

功用 清肠止血，疏风行气。

主治 风热湿毒，壅遏肠道，损伤血络证。肠风、脏毒，便前出血，或便后出血，或粪中带血，以及痔疮出血，血色鲜红或晦暗，舌红，苔黄，脉数。

方解 君：槐花炒——凉血止血，善清大肠湿热。

臣：侧柏叶杵，焙——清热止血。

佐：荆芥穗——辛散疏风，入血止血；

枳壳麸炒——行气宽肠，“气调则血调”。

备注 各药等分为末，清米饮调下二钱，食前空心服，今亦作汤剂。

5 黄土汤 《金匮要略》

黄土白术附子炮，生地阿胶芩甘草，
温阳健脾养止血，脾阳不足统血效。

功用 温阳健脾，养血止血。

主治 脾阳不足，脾不统血证。大便下血，先便后血，以及吐血、衄血及妇人崩漏，血色暗淡，四肢不温，面色萎黄，舌淡，苔白，脉沉细无力。

方解 君：灶心黄土(伏龙肝)半斤——温中止血。

臣：白术三两、附子炮，三两——温阳健脾，助君以复脾土统血。

佐：干地黄三两、阿胶三两——滋阴养血止血，合术附则滋而不腻；

黄芩三两——合地胶制约术附过于温燥。

使：甘草三两——调药和中。

备注 本方寒热并用，标本兼顾，刚药温阳而健脾，柔药补血而止血，吴瑭称之为“甘苦合用，刚柔互济法”。

⑥ 胶艾汤（芎归胶艾汤）*

《金匮要略》

芎川芎**归**当归**胶**阿胶**艾**艾叶**地**干地黄**芍**芍药**甘**甘草**，去滓纳胶清酒煎，**
养血止血调经胎，冲任虚损血虚寒。

功用　养血止血，调经安胎。

主治　妇人冲任虚损，血虚有寒证。崩漏下血，月经过多，淋漓不止，产后或流产损伤冲任，下血不绝；或妊娠胞阻，胎漏下血，腹中疼痛。

第十四章 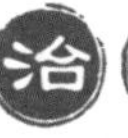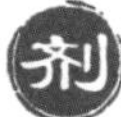

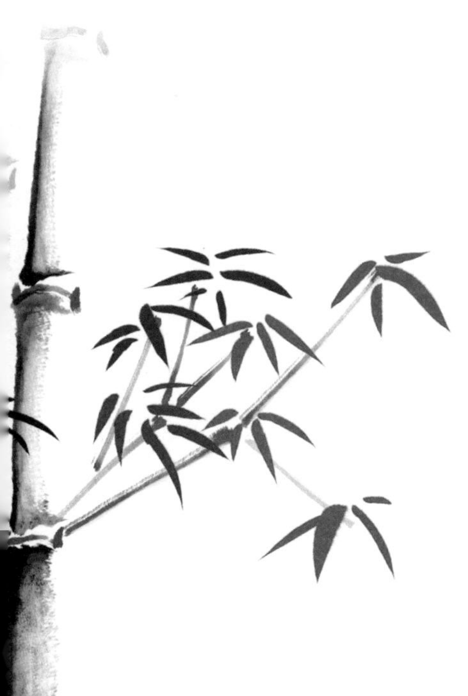

第一节 疏散外风剂

1 川芎茶调散 《太平惠民和剂局方》

川芎茶调荆薄妙，羌活白芷细风草，
疏风止痛用之效，外感风邪头痛疗。

功用 疏风止痛。

主治 外感风邪头痛。偏正头痛，或巅顶作痛，目眩鼻塞，恶风发热，苔薄白，脉浮。

方解 君：川芎四两——祛风活血止痛，诸经疼痛之要药。

臣：荆芥去梗，四两、薄荷叶不见火，八两——助君疏风止痛，并能清利头目。

佐：羌活二两、白芷二两——疏风之痛，羌活善治太阳头痛，白芷善治阳明头痛；

细辛去节，一两——祛风止痛，宣通鼻窍，善治少阴头痛；

防风去芦，一两半——疏散上部风邪。

使：甘草爁，二两——调和诸药，益气和中。

备注 共为细末，食后清茶调服。

2 大秦艽汤 《素问病机气宜保命集》

大秦艽汤风中络，细辛芷防羌独活，
熟地归芍川芎甘，生地膏芩术茯多。

功用 疏风清热，养血活血。

主治 风邪初中经络证。口眼㖞斜，舌强不能言语，手足不能运动，风邪散见，不拘一经。

方解 君：秦艽三两——祛风通络。

臣：细辛半两、白芷一两、防风一两、羌活一两、独活二两——祛风散邪。

佐：熟地黄一两、当归二两、白芍二两、川芎二两——养血活血，“治风先治血，血行风自灭”；

生地黄一两、石膏二两、黄芩一两——为风邪郁而化热者设；

白术一两、茯苓一两——益气健脾以化生气血。

使：甘草二两——调和诸药。

备注 本方以辛散祛风为主，佐以养血、健脾、清热，散邪扶正，为“六经中风轻者之通剂”。

---

3 消风散 《外科正宗》

消风风湿风疹安，疏风除湿热血研，

荆防蝉蒡苦木苍，膏母归地胡麻甘。

功用 疏风除湿，清热养血。

主治 风疹、湿疹。本证由风湿或风热侵袭机体，浸淫血脉，郁于肌肤腠理所致；证见皮肤瘙痒，疹出色红，或遍身云片状斑点，抓破后渗出津水，苔白或黄，脉浮数。

方解 君：荆芥一钱、防风一钱——疏风止痒，透邪外达。

臣：蝉蜕一钱、牛蒡子一钱——疏散风热；

苦参一钱——清热燥湿；

木通五分——渗利湿热；

苍术一钱——祛风燥湿。

佐：石膏一钱、知母一钱——清热泻火；
当归一钱、生地黄一钱——养血活血，“治风先治血，血行风自灭”；
胡麻仁一钱——养血祛风止痒。
使：甘草五分——调和诸药，清热解毒。

备注 “食远服”，服药期间忌食辛辣、鱼腥、浓茶等。

4 牵正散 《杨氏家藏方》

牵正散中口眼斜，白附僵蝎热酒协，
祛风化痰通络痉，风阻头面经络邪。

功用 祛风化痰，通络止痉。

主治 风痰阻于头面经络之口眼㖞斜。口眼㖞斜，或面肌抽动，舌淡，苔白。

方解 君：白附子——祛风化痰，善散头面之风。
臣：僵蚕、全蝎去毒——祛风止痉，全蝎长于通络，僵蚕且能化痰，既能助君祛风化痰，又可通络止痉。
佐使：热酒——宣通血脉，引药入络。

备注 各药等分为末，热酒调服，不拘时候，今亦作汤剂。

5 小活络丹（活络丹）

《太平惠民和剂局方》

小活络丹寒湿用，祛除痰络活血痛，
二乌川乌、草乌天南酒面糊，乳没地龙冷酒送。

功用 祛风除湿，化痰通络，活血止痛。

主治 风寒湿痹。肢体筋脉疼痛，麻木拘挛，关节屈伸不利，疼痛游走不定，舌淡紫，苔白，脉沉弦或涩。亦治中风手足不仁，日久经络痰湿血瘀，腰腿沉重，或臂间作痛。

方解 君：川乌炮，去皮脐，六两、草乌炮，去皮脐，六两——祛风除湿，温通经络，止痛力强。

臣：天南星炮，六两——祛风燥湿化痰，以除经络风痰湿浊。

佐：乳香研，二两二钱、没药研，二两二钱——行气活血，化瘀通络而止痛；

地龙去土，六两——性善走窜入络而通经活络。

使：酒——辛散温通，引药直达病所。

备注 酒面糊为丸，日午冷酒或荆芥茶空心送服，今亦作汤剂；川乌、草乌先煎。

6 玉真散 《外科正宗》

玉真散治破伤病，祛风化痰定搐痉，
天南白附芷防羌，天麻热酒热便并。

功用 祛风化痰，定搐止痉。

主治 破伤风。牙关紧闭，口撮唇紧，身体强直，角弓反张，甚则咬牙缩舌，脉弦紧。

方解 君：天南星、白附子——祛风化痰，解痉定搐。

臣：白芷、防风、羌活——辛散经络风邪。

佐：天麻——熄风止痉。

佐使：热酒或热童便——通经络，行气血。

备注 各药等分为末，每服二钱，热酒调服，外用适量；牙关紧闭、腰背反张者，每服三钱，热童便调服；今亦作汤剂，服后避风，盖被取汗；本方为治疗破伤风之代表方。

第二节 平熄内风剂

1 羚角钩藤汤 《通俗伤寒论》

羚角钩藤菊桑叶，地芍贝茹神甘合，
凉肝熄风增液筋，热盛动风肝阳和。

功用 凉肝熄风，增液舒筋。

主治 肝热生风证。高热不退，烦闷躁扰，手足抽搐，发为痉厥，甚则神昏，舌绛而干，或舌焦起刺，脉弦而数；以及肝热风阳上逆，头晕胀痛，耳鸣心悸，面红如醉，或手足躁扰，甚则瘛疭，舌红，脉弦数。

方解 君：羚羊角先煎，一钱半——凉肝熄风；
钩藤后下，三钱——清热平肝，熄风解痉。
臣：菊花三钱、桑叶经霜，二钱——清热平肝，以助凉肝熄风。
佐：生地黄五钱——凉血滋阴；
白芍三钱——养阴泄热，柔肝舒筋；
川贝母去心，四钱、竹茹与羚角先煎代水，五钱——清热化痰；
茯神木三钱——平肝宁心安神。
使：甘草八分——调和诸药。

② 镇肝熄风汤 《医学衷中参西录》

镇肝熄风潜阴功，牛膝甘草类中风，
代赭牡龙龟板芍，麦芽楝茵玄天冬。

功用 镇肝熄风，滋阴潜阳。

主治 类中风。本证由肝肾阴虚，肝阳偏亢，阳亢化风，气血逆乱所致；证见头目眩晕，目胀耳鸣，脑部热痛，面色如醉，心中烦热，时常噫气，或肢体渐觉不利，口眼渐形歪斜；甚或眩晕颠仆，昏不知人，移时始醒，或醒后不能复元，脉弦长有力。

方解 君：怀牛膝一两——补益肝肾，引血下行。

臣：代赭石轧细，一两——镇肝降逆，合牛膝以引气血下行；

牡蛎捣碎，五钱、龙骨捣碎，五钱、龟板捣碎，五钱、白芍五钱——滋阴潜阳，镇肝熄风。

佐：生麦芽二钱、川楝子捣碎，二钱、茵陈二钱——清泄肝热，疏肝理气；

玄参五钱、天冬五钱——滋阴清热，合龟芍以滋水涵木。

使：甘草一钱半——调和诸药，合麦芽和胃安中，以防金石碍胃。

③ 天麻钩藤饮《中医内科杂病证治新义》

天麻钩藤决明膝，栀芩寄杜夜神益，
熄风活血益肝肾，肝阳偏亢上扰宜。

功用 平肝熄风，清热活血，补益肝肾。

主治 肝阳偏亢，肝风上扰证。头痛，眩晕，失眠多梦，或口苦面红，舌红，苔黄，脉弦数。

方解 君：天麻、钩藤——平肝熄风。

臣：川牛膝——引血下行，活血利水；

石决明——平肝潜阳，除热明目。

佐：栀子、黄芩——清肝降火，折其亢阳；

桑寄生、杜仲——补益肝肾而治本；

夜交藤、朱茯神——宁心安神；

益母草——合牛膝活血利水，利于平肝潜阳。

4 大定风珠 《温病条辨》

大定风珠滋阴效，阴虚风动瘈疭疗，

鸡子阿胶麦地芍，鳖甲牡板味麻草。

功用 滋阴熄风。

主治 阴虚风动证。温病后期，神倦形消，手足瘈疭，舌绛少苔，脉气虚弱，时时欲脱。

方解 君：鸡子黄后下，二枚、阿胶烊化，三钱——滋阴养液以熄虚风。

臣：麦冬连心，六钱、干地黄六钱、生白芍六钱——壮水涵木，滋阴柔肝。

佐：鳖甲生，四钱、牡蛎四钱、龟板四钱——滋阴潜阳，重镇熄风；

五味子二钱——收敛真阴，合芍草则酸甘化阴；

麻仁二钱——养阴润燥。

使：炙甘草四钱——调和诸药。

备注 本方为大队滋阴药配伍潜阳之品，寓熄风于滋养治本之中，吴鞠通谓之“酸甘咸法”。

5 阿胶鸡子黄汤 《通俗伤寒论》

阿胶鸡子生地芍，钩藤明牡络神草，
滋阴养血柔肝风，热羁阴血虚风效。

功用 滋阴养血，柔肝熄风。

主治 邪热久羁，阴血不足，虚风内动证。筋脉拘急，手足瘈疭，或头晕目眩，舌绛，苔少，脉细数。

方解 君：阿胶烊冲，二钱、鸡子黄先煎代水，二枚——滋阴养血，濡养筋脉。

臣：大生地四钱、白芍三钱——滋阴养血，柔肝熄风。

佐：钩藤二钱、石决明杵，五钱、牡蛎杵，四钱——平肝潜阳而熄风；

络石藤三钱——舒筋活络；

茯神木四钱——平肝安神。

佐使：炙甘草六分——调和诸药，合白芍酸甘化阴，舒筋缓急。

备注 血肉有情之品配滋阴柔肝、镇肝熄风之品，标本兼治，重在治本，是为“滋阴熄风法”。

第十五章 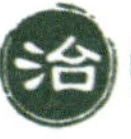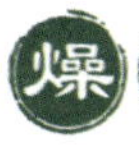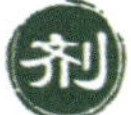

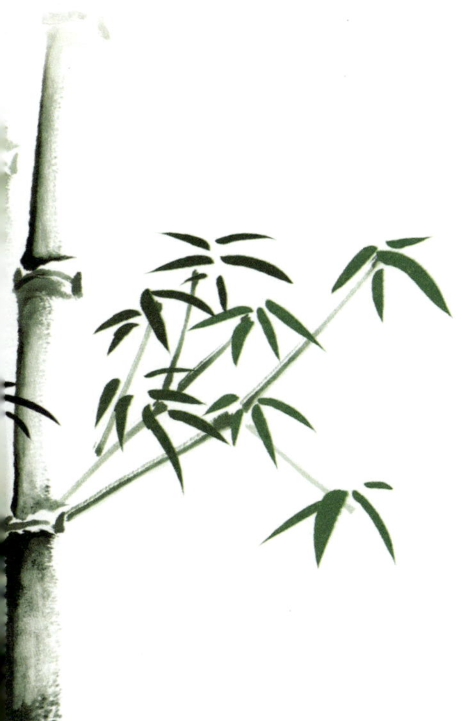

第一节 轻宣外燥剂

1 杏苏散 《温病条辨》

杏苏桔梗枳壳前，半夏陈茯姜枣甘，
轻宣凉燥理肺痰，外感凉燥服之安。

功用 轻宣凉燥，理肺化痰。

主治 外感凉燥证。恶寒无汗，头微痛，咳嗽痰稀，鼻塞咽干，苔白脉弦。

方解 君：杏仁——降利肺气，润燥止咳；
苏叶——发表散邪，宣发肺气，使凉燥从表而解。
臣：桔梗、枳壳——一升一降，助杏苏理肺化痰；
前胡——协苏叶疏风解表，助杏仁降气化痰。
佐：半夏、陈皮——燥湿化痰，理气行滞；
茯苓——渗湿健脾，以绝生痰之源；
生姜、大枣——调和营卫以利解表，滋脾行津以润干燥。
佐使：甘草——调和诸药，合桔梗宣肺利咽。

备注 本方苦辛甘温合法，既轻宣发表，又理肺化痰，体现了“燥淫于内，治以苦温，佐以甘辛”的配伍方法，为治疗凉燥之代表方。

2 桑杏汤 《温病条辨》

桑杏贝母豉沙参，栀皮梨皮顿服珍，
清宣温燥润肺咳，外感温燥此方存。

功用 清宣温燥，润肺止咳。

主治 外感温燥证。身热不甚，微恶风寒，头痛口渴，咽干鼻燥，干咳无痰或痰少而黏，舌红，苔薄白而干，脉浮数而右脉大。

方解 君：桑叶一钱——轻宣燥热，透邪外出；

杏仁一钱五分——宣肺利气，润燥止咳。

臣：象山贝母一钱——清热化痰，助杏仁化痰止咳；

豆豉一钱——辛凉透散，助桑叶轻宣透热。

佐：沙参二钱——养阴生津，润肺止咳；

栀子皮一钱——质轻而入上焦以清泄肺热；

梨皮一钱——清热润燥，止咳化痰。

备注 “顿服之，重者再作服”；诸药用量较轻，不宜久煎，体现了“治上焦如羽，非轻不举”的用药特点；本方为治疗外感温燥轻证之常用方。

③ 清燥救肺汤 《医门法律》

清燥救肺养阴方，温燥伤肺气阴伤，
桑叶经霜麦石膏，杏枇胶麻参甘尝。

功用 清燥润肺，养阴益气。

主治 温燥伤肺证。身热头痛，干咳无痰，气逆而喘，咽喉干燥，鼻燥，心烦口渴，胸满胁痛，舌干少苔，脉虚大而数。

方解 君：桑叶经霜，去枝梗，三钱——轻宣肺燥，透邪外出。

臣：麦冬去心，一钱二分——养阴润肺；

石膏煅，二钱五分——清泄肺热。

佐：杏仁泡，去皮尖，炒黄，七分、枇杷叶刷去毛，蜜涂，炙黄，一片——苦降肺气；

阿胶八分、胡麻仁炒，一钱——助麦冬养阴润肺；

人参七分、甘草一钱——益气补中，培土生金。

使：甘草一钱——调和诸药。

备注 水煎滚热服；本方宣、润、降、清、补五法并用，为治疗温燥伤肺重证之代表方。

第二节 滋润内燥剂

1 麦门冬汤 《金匮要略》

麦门半夏七一煎，人参粳米大枣甘，
清养肺胃降逆气，虚热肺痿胃阴安。

功用 清养肺胃，降逆下气。

主治 (1)虚热肺痿。咳唾涎沫，短气喘促，口干咽燥，手足心热，舌红，少苔，脉虚数。

(2)胃阴不足证。气逆呕吐，纳少呃逆，口渴咽干，舌红，少苔，脉虚数。

方解 君：麦冬七升——既养肺胃之阴，又清肺胃之热。

臣：半夏一升——降逆下气，化痰和胃，少量半夏与大量麦冬相辅相成。

佐：人参三两——益气生津；

粳米三合、大枣十二枚、甘草二两——益气养胃，“培土生金”。

使：甘草二两——调和诸药，润肺利咽。

备注 日三夜一温服；麦门冬与半夏用量之比为七比一；本方寓“培土生金”“虚则补母”之法。

② 养阴清肺汤 《重楼玉钥》

养阴清肺解毒咽，阴虚肺燥白喉安，
大地为君麦冬玄，贝母丹薄白芍甘。

功用 养阴清肺，解毒利咽。

主治 阴虚肺燥之白喉。喉间起白如腐，不易拭去，病变甚速，咽喉肿痛，初起或发热或不发热，鼻干唇燥，或咳或不咳，呼吸有声，似喘非喘，脉数无力或细数。

方解 君：大生地二钱——滋阴壮水，清热凉血。
臣：麦冬一钱二分——养阴清肺；
玄参一钱半——滋阴降火，解毒利咽。
佐：贝母去心，八分——清热润肺，化痰散结；
丹皮八分——清热凉血，散瘀消肿；
薄荷五分——辛凉散邪，清热利咽；
白芍炒，八分——敛阴和营泄热。
佐使：甘草五分——调和诸药，解毒利咽。

备注 扶正与攻毒并举，补、清、散、敛共用，标本同治；白喉忌解表，尤忌辛温发汗，“如有内热及发热，不必投表药，照方服去，其热自除”。

3 琼玉膏 《洪氏集验方》

琼玉地汁白蜜足，人参茯苓温酒服，
滋阴润肺益气脾，肺肾阴亏肺痨除。

功用 滋阴润肺，益气补脾。

主治 肺肾阴亏之肺痨。干咳少痰，咽燥咯血，气短乏力，肌肉消瘦，舌红，少苔，脉细数。

方解 君：生地黄九月采，捣，取汁，十六斤——滋阴壮水以治虚火，生津养液并能凉血。

臣：白蜜十斤——补中润肺。

佐：人参舂一千下，为末，二十四两、茯苓木舂千下，为末，四十九两——益气健脾，培土生金，茯苓且能渗湿化痰。

使：温酒——助药力，防腻膈。

备注 参、苓为末，蜜用绢滤，地黄取汁（捣时不用铁器），和药拌匀，温酒或白汤每晨化服。

4 玉液汤 《医学衷中参西录》

玉液芪药花粉知，鸡内葛根五味子，
益气滋阴固肾渴，气阴两虚消渴宜。

功用 益气滋阴，固肾止渴。

主治 气阴两虚之消渴。口干而渴，饮水不解，小便数多，或小便浑浊，困倦气短，舌嫩红而干，脉细数无力。

方解 君：黄芪五钱、山药一两——益气滋阴，补脾固肾。

臣：天花粉三钱、知母六钱——滋阴清热，润燥止咳。

佐：鸡内金捣细，二钱——助脾健运，化水谷为津液；

葛根一钱半——升阳生津，助脾气上升；
五味子三钱——固肾生津。

5 补肺阿胶汤* 《小儿药证直诀》

补肺阿胶蒡牛蒡子兜铃马兜铃，杏仁糯米炙草行，
养阴补肺清热血，小儿肺阴虚热停。

功用 养阴补肺，清热止血。

主治 小儿肺阴虚兼有热证。咳嗽气喘，咽喉干燥，喉中有声，或痰中带血，舌红，苔少，脉细数。

第十六章 祛湿剂

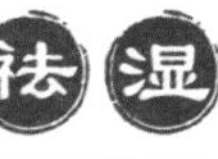
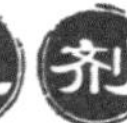

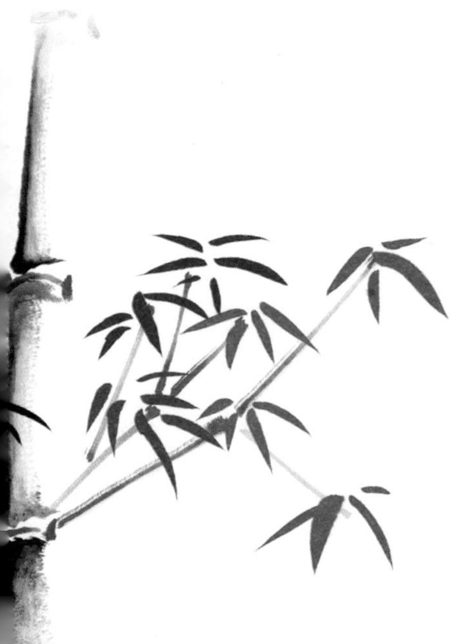

第一节 化湿和胃剂

❶ 平胃散 《简要济众方》

平胃散中用苍术，厚朴陈草姜枣服，
燥湿运脾行气胃，湿滞脾胃胀满除。

功用 燥湿运脾，行气和胃。

主治 湿滞脾胃证。脘腹胀满，不思饮食，口淡无味，恶心呕吐，嗳气吞酸，肢体沉重，怠惰嗜卧，常多自利，苔白腻而厚，脉缓。

方解 君：苍术去黑皮，捣为粗末，炒黄，四两——燥湿健脾。

臣：厚朴去粗皮，涂生姜汁，炙令香熟，三两——行气除满化湿。

佐：陈皮洗净，焙干，二两——理气和胃，燥湿醒脾。

佐使：炙甘草一两——调和诸药，益气健脾；

生姜二片、大枣二枚——调和脾胃。

备注 本方为治疗湿滞脾胃之基础方；药物辛苦温燥，易于耗气伤津，"惟湿土太过者能用之，若脾土不足及老弱、阴虚之人，皆非所宜也"。

❷ 藿香正气散 《太平惠民和剂局方》

藿香正气山瘴疟，解表化湿理气绝，
夏陈术茯炙甘草，朴腹苏芷姜枣桔。

功用 解表化湿，理气和中。

主治 外感风寒，内伤湿滞证。霍乱吐泻，恶寒发热，头痛，胸膈满闷，脘腹疼痛，恶心呕吐，肠鸣泄泻，舌苔白腻，脉浮或濡缓。亦治山岚瘴疟。

方解 君：藿香三两——解表化湿，辟秽止呕，为霍乱吐泻之要药。

臣：半夏曲二两、陈皮去白，二两——理气燥湿，和胃降逆止呕；

白术二两、茯苓一两——健脾运湿以止泻。

佐：厚朴去粗皮，姜汁炙，二两、大腹皮一两——行气化湿，畅中行滞，气行则湿化；

紫苏一两——醒脾宽中，行气止呕；

白芷一两——燥湿化浊，合紫苏以助藿香外散风寒；

生姜三片、大枣一枚——内调脾胃，外和营卫；

桔梗二两——宣肺利膈，既益解表，又助化湿。

使：炙甘草二两半——调和药性，协姜枣以和中。

备注 “热服，如欲出汗，衣被盖，再煎并服”，今亦作汤剂。

第二节 清热祛湿剂

1 茵陈蒿汤 《伤寒论》

茵陈蒿汤栀子黄，清热利湿又退黄，
一身面目色鲜黄，便难腹满尿赤黄。

功用 清热利湿退黄。

主治 湿热黄疸（黄疸阳黄）。一身面目俱黄，黄色鲜明，发热，无汗或但头汗出，口渴欲饮，恶心呕吐，腹微

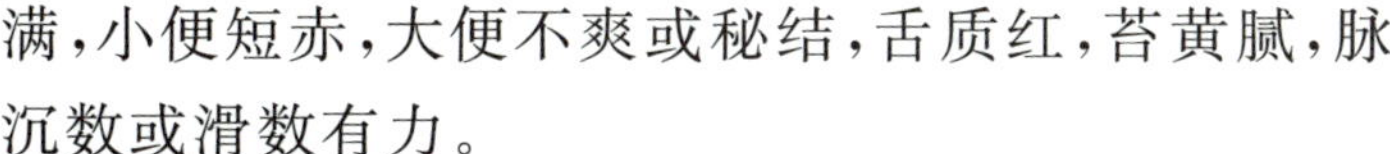

满，小便短赤，大便不爽或秘结，舌质红，苔黄腻，脉沉数或滑数有力。

方解 君：茵陈先煎，六两——清热利湿，为黄疸要药。

臣：栀子十四枚——清热降火，通利三焦，助茵陈引湿热由小便而出。

佐：大黄去皮，二两——泻热逐瘀，通利大便，导瘀热从大便而下。

备注 本方为治疗黄疸阳黄之代表方；服后以小便增多、尿色黄赤为效，即“小便当利，尿如皂荚汁状，色正赤”。

② 八正散 《太平惠民和剂局方》

八正滑木瞿车萹，栀子大黄草灯添，
清热泻火利水淋，湿热淋证此方煎。

功用 清热泻火，利水通淋。

主治 湿热淋证（热淋）。尿频尿急，溺时涩痛，淋沥不畅，尿色浑赤，甚则癃闭不通，小腹急满，口燥咽干，苔黄腻，脉滑数。

方解 君：滑石——滑利窍道，清热利湿通淋；

木通——上清心火，下利湿热，使湿热从小便而去。

臣：瞿麦、车前子、萹蓄——清热利水通淋。

佐：山栀子仁——清泄三焦，通利水道；

大黄面裹煨，去面，切，焙——荡涤邪热，使湿热从大便而去。

使：炙甘草——调和诸药，缓急止痛，清热；

灯心草——增强利水通淋之力。

备注 除灯心草外每药各一斤为散，每服两钱，入灯心草，水煎服；现多以灯心草煎汤送服，或作汤剂；本方为治疗热淋之代表方。

3 三仁汤 《温病条辨》

三仁薏苡杏蔻合，滑石夏朴通竹叶，
宣畅气机清湿热，湿温暑温湿重热。

功用 宣畅气机，清利湿热。

主治 湿温初起或暑温夹湿之湿重于热证。头痛恶寒，身重疼痛，肢体倦怠，面色淡黄，胸闷不饥，午后身热，苔白不渴，脉弦细而濡。

方解 君：滑石水飞，六钱——清热利湿而解暑。

臣：薏苡仁六钱——渗湿利水健脾，使湿热从下焦而去；

杏仁五钱——宣利上焦肺气，气行则湿化；

白蔻仁二钱——芳香化湿，行气宽中，畅中焦之脾气。

佐：半夏五钱、厚朴二钱——行气化湿，散结除满；

通草二钱、竹叶二钱——助君利湿清热。

备注 甘澜水（劳水）煎服；芳化、苦燥、淡渗同用，使表里之湿内外分解；宣上、畅中、渗下并行，使三焦湿热上下分消；本方为治疗湿温初起、湿重于热之代表方。

4 甘露消毒丹 《医效秘传》

甘露消毒湿温疫，利湿化浊清热易，
滑石茵芩藿菖蔻，木通射贝翘薄宜。

功用 利湿化浊，清热解毒。

主治 湿温时疫之湿热并重证。发热口渴，胸闷腹胀，肢酸倦怠，颐咽肿痛，小便短赤，泄泻淋浊，舌苔白腻或厚腻或干黄，脉濡数或滑数。

方解 君：滑石水飞，十五两——利水渗湿，清热解暑；
茵陈十一两——清热利湿退黄；
黄芩十两——清热燥湿，泻火解毒。
臣：藿香四两、石菖蒲六两、白豆蔻四两——行气化湿，悦脾和中。
佐：木通五两——清热利湿通淋，导湿热从小便而去；
射干四两、川贝母五两、连翘四两、薄荷四两——清热解毒，散结消肿，利咽止痛。

备注 生晒研末，开水调服，或神曲糊丸，开水化服，今亦作汤剂；清上、畅中、渗下同用，清热、利湿、解毒并行，王士雄称其为“治湿温时疫之主方”，夏令暑湿季节尤为常用。

5 连朴饮 《霍乱论》

连朴饮中芦根只，半夏菖蒲豉焦栀，
清热化湿理气中，湿热霍乱吐泻止。

功用 清热化湿，理气和中。

主治 湿热霍乱。胸脘痞闷，恶心呕吐，口渴不欲多饮，心烦尿赤，泄泻或霍乱吐泻，苔黄腻，脉滑数。

方解 君：芦根二两——清热和胃，除烦止呕，生津利水。

臣：黄连姜汁炒，一钱——清热燥湿；

制厚朴二钱——行气化湿。

佐：制半夏一钱——燥湿降逆而和胃；

石菖蒲一钱——芳香化湿而悦脾；

炒香豉三钱、焦栀子三钱——清宣胸脘郁热。

备注 芦根用量独重。

⑥ 当归拈痛汤（拈痛汤）

《医学启源》

当归拈痛参甘从，知母苍白葛升风，
羌茵芩苦泽猪苓，利湿清热疏风痛。

功用 利湿清热，疏风止痛。

主治 湿热相搏，外受风邪证。遍身肢节烦痛，或肩背沉重，或脚气肿痛，脚膝生疮，苔白腻或微黄，脉弦数。

方解 君：羌活半两——祛风胜湿，通痹止痛，善治上肢肩背疼痛；

茵陈酒炒，五钱——清热利湿。

臣：黄芩炒，一钱、苦参酒浸，二钱——助茵陈清热毒于内；

泽泻三钱、猪苓三钱——助茵陈渗湿热于下。

佐：知母酒洗，三钱——既助清热，又防苦燥渗利伤阴；

苍术三钱——善除内外之湿；

白术一钱——专以健脾燥湿；

葛根二钱、升麻一钱、防风三钱——助羌活祛风胜湿于外；

当归身三钱——养血活血；

人参二钱、甘草五钱——健脾益气，合当归补益气血。

使：甘草五钱——调和诸药，清热解毒。

备注 “锉如麻豆大”，“先以水拌湿，候少时”，水煎温服，“待少时，美膳压之”。

7 二妙散 《丹溪心法》

二妙黄柏炒苍术，清热燥湿湿热注。

功用 清热燥湿。

主治 湿热下注证。筋骨疼痛，或两足痿软，或足膝红肿疼痛，或湿热带下，或下部湿疮、湿疹，小便短赤，苔黄腻。

方解 君：黄柏炒——清热燥湿，善清下焦湿热。

臣：苍术米泔水浸，炒——健脾燥湿。

备注 “为末，沸汤入姜汁调服”，今亦作汤剂；本方为治疗湿热下注之痿痹、脚气、带下、湿疮等病证之基础方。

第三节　利水渗湿剂

① 五苓散 《伤寒论》

五苓猪茯泽白枝，白饮暖水汗出知，
利水渗湿温阳气，痰饮蓄水与水湿。

功用　利水渗湿，温阳化气。

主治　(1)蓄水证。本证多由太阳表邪不解，循经传腑而致膀胱气化不利，经腑同病；证见小便不利，头痛微热，烦渴欲饮，甚则水入即吐，苔白，脉浮。

(2)痰饮证。脐下动悸，吐涎沫而头目眩晕，或短气而咳。

(3)水湿内停证。水肿，泄泻，小便不利，以及霍乱吐泻等。

方解　君：泽泻一两六铢——利水渗湿。

臣：猪苓去皮，十八铢、茯苓十八铢——助君利水渗湿。

佐：白术十八铢——合茯苓以运化水湿；

桂枝去皮，半两——温阳化气以助利水，辛温发散以祛表邪。

备注　白饮和服，多饮暖水，汗出愈，如法将息，今亦作汤剂；本方为利水化气之代表方。

② 猪苓汤 《伤寒论》

猪苓茯泻滑阿胶，小便不利烦渴消，
利水渗湿养阴热，水热互结伤阴效。

功用 利水渗湿，养阴清热。

主治 水热互结伤阴证。小便不利，发热，口渴欲饮，或心烦不寐，或咳嗽，或呕恶，或下利，舌质红，苔白或微黄，脉细数。

方解 君：猪苓去皮，一两——淡渗利水。

臣：茯苓一两、泽泻一两——助君利水渗湿，泽泻兼能泻热。

佐：滑石碎，一两——利水清热；

阿胶烊化，一两——滋阴润燥，既益已伤之阴，又防渗利伤阴。

3 防己黄芪汤 《金匮要略》

防己黄芪白术好，生姜大枣炒甘草，
益气祛风健脾水，表虚风水水湿效。

功用 益气祛风，健脾利水。

主治 表虚不固之风水或水湿证。汗出恶风，身重微肿，或肢节疼痛，小便不利，舌淡，苔白，脉浮。

方解 君：防己一两——祛风行水；

黄芪去芦，一两——益气固表，兼可利水。

臣：白术七钱半——补气健脾祛湿，既助防己祛湿行水，又益黄芪益气固表。

佐：生姜四片——助防己祛风湿；

大枣一枚——助芪术补脾气。

佐使：炒甘草半两——调和诸药，益气和中。

备注 本方服后可有“如虫行皮中”“从腰下如冰”之感，乃卫阳振奋，风湿欲解，湿邪下行之兆，可“以被绕腰”，温令微汗。

4 五皮散 《华氏中藏经》

五皮茯苓妊娠肿，腹陈桑白生姜总，
利水消肿理气脾，水停气滞皮水壅。

功用 利水消肿，理气健脾。

主治 水停气滞之皮水证。一身悉肿，肢体沉重，心腹胀满，上气喘急，小便不利，以及妊娠水肿，苔白腻，脉沉缓。

方解 君：茯苓皮——行皮肤水湿以利水消肿。

臣：大腹皮——行气消胀，利水消肿；

陈皮——理气和胃，醒脾化湿。

佐：桑白皮——清降肺气，通调水道；

生姜皮——和脾散水消肿。

备注 各药等分为末，每服三钱，不拘时候温服；五药皆用其皮，“以皮行皮”而除肌腠皮间水气。

第四节 温化寒湿剂

1 苓桂术甘汤 《金匮要略》

苓桂术甘便当利，胸胁支满目眩悸，
温阳化饮健脾湿，中阳不足痰饮施。

功用 温阳化饮，健脾利湿。

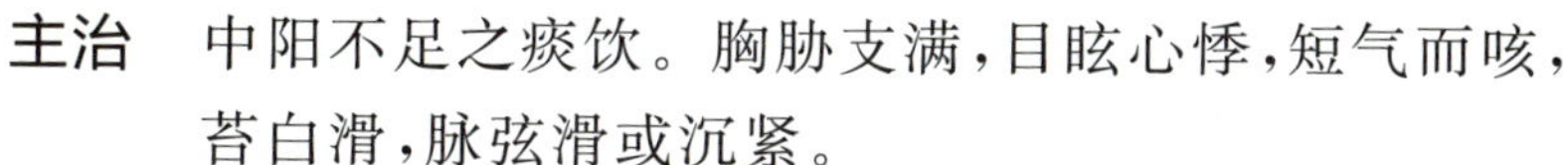

主治 中阳不足之痰饮。胸胁支满，目眩心悸，短气而咳，苔白滑，脉弦滑或沉紧。

方解 君：茯苓四两——健脾利水，渗湿化饮，既消已聚之痰饮，又平饮邪之上逆。

臣：桂枝三两——温阳化气，平冲降逆。

佐：白术三两——健脾燥湿，合茯苓健脾祛湿，合桂枝温阳健脾。

使：炙甘草二两——调和诸药，合桂枝辛甘化阳，合白术益气健脾。

备注 “病痰饮者，当以温药和之。”本方为治疗中阳不足痰饮病之代表方；服后“小便则利”，为饮从小便而去，即“短气有微饮者，当从小便去之”。

② 甘草干姜茯苓白术汤（甘姜苓术汤、肾著汤）《金匮要略》

甘姜苓术肾著汤，祛寒除湿腰重凉。

功用 祛除寒湿。

主治 肾著病。本病多由寒湿外侵，痹阻腰部所致；证见身重，腰下冷痛，腰重如带五千钱，饮食如故，口不渴，小便自利，舌淡，苔白，脉沉迟或沉缓。

方解 君：干姜四两——温中燠土，以散寒湿。

臣：茯苓四两——利水渗湿，合干姜一热一利，使寒去湿消。

佐：白术二两——健脾燥湿，合茯苓以除湿。

佐使：甘草二两——合干姜辛甘化阳，培土散寒，合苓术补脾助运，祛湿止痛。

③ 真武汤 《伤寒论》

真武附子炮皮尝，苓术白芍切生姜，
太阳过汗阳虚泛，温阳利水基础方。

功用 温阳利水。

主治 (1)太阳病发汗太过，阳虚水泛证。汗出不解，其人仍发热，心下悸，头眩，身体瞤动，振振欲擗地。

(2)阳虚水泛证。小便不利，四肢沉重疼痛，水肿，腰以下为甚，畏寒肢冷，腹痛，下利，或咳，或呕，舌淡胖，苔白滑，脉沉细。

方解 君：附子炮，去皮，破八片，一枚——温肾助阳以化气行水，兼暖脾土以温运水湿。

臣：茯苓三两——利水渗湿；

白术二两——健脾燥湿。

佐：白芍三两——利小便以行水气，缓肝急以止腹痛，敛阴舒筋以解筋肉瞤动，并防附子燥热伤阴；

生姜切，三两——助附子温阳散寒，合苓术宣散水湿。

备注 本方为温阳利水之基础方。

④ 实脾散 《重订严氏济生方》

实脾温阳利水行，脾肾阳虚阴水停，
附子干姜草枣姜，厚槟瓜果香术苓。

功用 健脾温阳，行气利水。

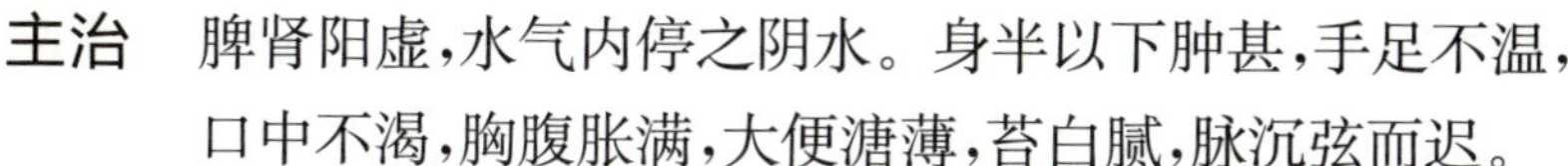

主治 脾肾阳虚，水气内停之阴水。身半以下肿甚，手足不温，口中不渴，胸腹胀满，大便溏薄，苔白腻，脉沉弦而迟。

方解 君：附子炮，去皮脐，一两——温肾阳助气化以行水；

干姜炮，一两——温脾阳助运化以制水。

臣：白术一两、茯苓去皮，一两——渗湿健脾。

佐：厚朴去皮，姜制，炒，一两、槟榔一两、草果一两、木香不见火，一两——行气导滞，气化则湿化，气顺则胀消，厚果兼可燥湿，槟榔兼能利水；

木瓜去瓤，一两——除湿醒脾和中。

佐使：生姜五片、大枣一枚、炙甘草半两——益脾和中，生姜兼能温散水气，甘草亦可调和诸药。

第五节 祛湿化浊剂

1 萆薢分清饮（萆薢分清散）

《杨氏家藏方》

杨家萆薢分清散，益智菖蒲乌药盐，
温肾利湿分清浊，膏淋白浊下焦寒。

功用 温肾利湿，分清化浊。

主治 下焦虚寒之膏淋、白浊。小便频数，混浊不清，白如米泔，凝如膏糊，舌淡，苔白，脉沉。

方解 君：萆薢——利湿，分清化浊，为白浊之要药。

臣：益智仁——温暖脾肾，缩泉止遗。

佐：石菖蒲——助萆薢化湿浊，兼能祛膀胱虚寒；

乌药——温肾散寒，除膀胱冷气，治小便频数。

使：盐——咸以入肾，引药直达下焦。

备注 各药为末，每服三钱，入盐一捻同煎，食前温服，今亦作汤剂，煎加食盐。

② 萆薢分清饮*《医学心悟》

程氏萆薢分清饮，
车车前子**柏**黄柏**术**白术**茯**茯苓**菖**石菖蒲**丹**丹参**心**莲子心**，**
清热利湿分清浊，湿热白浊此方珍。

功用 清热利湿，分清化浊。
主治 湿热白浊。小便浑浊，尿有余沥，苔黄腻。

③ 完带汤《傅青主女科》

完带术山人参芍，苍车柴芥陈甘草，
补脾疏肝化湿带，脾虚肝郁湿带消。

功用 补脾疏肝，化湿止带。
主治 脾虚肝郁，湿浊带下证。带下色白，清稀无臭，倦怠便溏，面色㿠白，舌淡，苔白，脉缓或濡弱。
方解 君：白术土炒，一两、山药炒，一两——补脾祛湿，山药兼固肾止带。
臣：人参二钱——补中益气，助君补脾；
白芍酒炒，五钱——柔肝理脾，肝木条达而脾土自强；
苍术制，三钱——燥湿运脾，祛湿化浊；
车前子酒炒，三钱——利湿清热，令湿浊从小便分利。

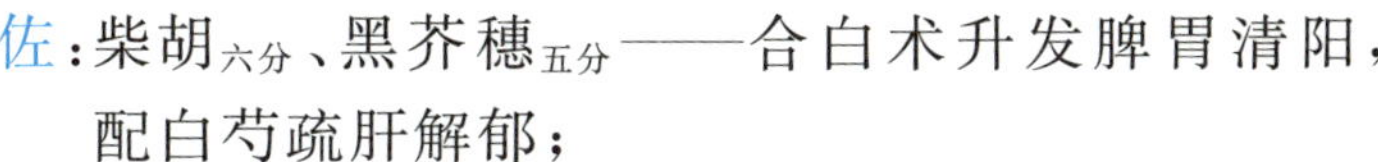

佐：柴胡六分、黑芥穗五分——合白术升发脾胃清阳，配白芍疏肝解郁；

陈皮五分——理气燥湿，使补药补而不滞。

使：甘草一钱——调药和中。

第六节 祛风胜湿剂

① 羌活胜湿汤 《脾胃论》

羌活胜湿独活好，芎风藁本蔓荆草，

祛风胜湿又止痛，风湿犯表痹证消。

功用 祛风胜湿止痛。

主治 风湿犯表之痹证。肩背痛不可回顾，头痛身重，或腰脊疼痛，难以转侧，苔白，脉浮。

方解 君：羌活一钱——善祛上部风湿；

独活一钱——善祛下部风湿。

臣：川芎二分——祛风活血；

防风五分——散风胜湿。

佐：藁本五分——疏散风寒湿邪而止头痛；

蔓荆子三分——清利头目，祛风止痛。

使：炙甘草五分——调和诸药。

② 独活寄生汤 《备急千金要方》

独活寄生痹证煎，风痹肝肾气血添，

细风艽桂桂心寄仲膝，地芍当芎茯参甘。

功用 祛风湿，止痹痛，益肝肾，补气血。

主治 痹证日久，肝肾两虚，气血不足证。腰膝疼痛，肢节屈伸不利，或麻木不仁，畏寒喜温，心悸气短，舌淡，苔白，脉细弱。

方解 君：独活三两——治伏风，除久痹，善祛下焦与筋骨之间风寒湿邪。

臣：细辛二两——长于搜剔阴经风寒湿邪，又除经络留湿；

防风二两——祛一身之风而胜湿；

秦艽二两——祛风湿，舒经络，利关节；

桂心二两——温经散寒，通利血脉。

佐：桑寄生二两、杜仲二两、牛膝二两——补益肝肾，强壮筋骨；

干地黄二两、白芍二两、当归二两、川芎二两——养血活血，“治风先治血”；

茯苓二两、人参二两、甘草二两——健脾益气。

使：甘草二两——调和诸药。

备注 服后“温身勿令冷也”。

第十七章 祛痰剂

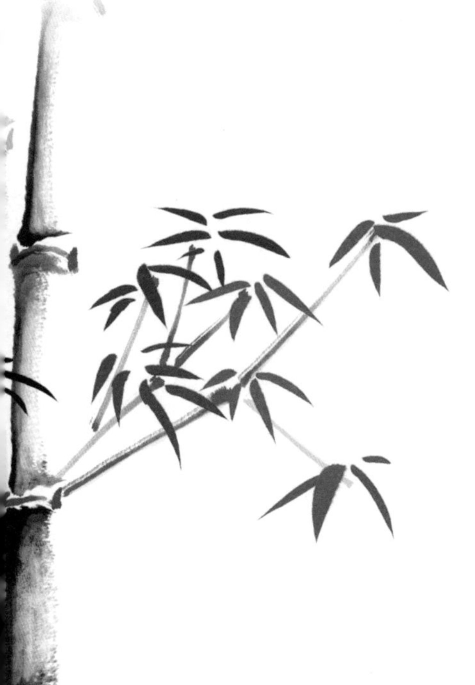

第一节 燥湿化痰剂

1 二陈汤 《太平惠民和剂局方》

二陈半夏橘红好，姜苓乌梅炙甘草，
燥湿化痰理气中，湿痰为患用之效。

功用 燥湿化痰，理气和中。

主治 湿痰证。本证由脾失健运，湿聚成痰所致；证见咳嗽痰多，色白易咯，恶心呕吐，胸膈痞闷，肢体困重，或头眩心悸，苔白滑或腻，脉滑。

方解 君：半夏汤洗七次，五两——燥湿化痰，和胃降逆。

臣：橘红五两——理气行滞，燥湿化痰，合半夏“治痰先理气，气顺则痰消”，二者以陈者为良，故名“二陈”。

佐：生姜七片——助半夏化痰降逆、和胃止呕，又制半夏之毒；

茯苓三两——健脾以杜生痰之源，渗湿以助化痰之力；

乌梅一个——收敛肺气，合夏橘则散中有收。

佐使：炙甘草一两半——调和诸药，健脾和中。

备注 祛湿化痰，佐以理气，气顺则痰消，体现了“治痰先治气”的原则；本方为治疗湿痰证之基础方，《医方集解》云“治痰通用二陈”。

② 茯苓丸（治痰茯苓丸）

《全生指迷方》

茯苓丸中半夏君，枳壳朴硝姜汁珍，
燥湿行气软坚痰，痰伏中脘经络存。

功用 燥湿行气，软坚化痰。

主治 痰伏中脘，流注经络证。两臂酸痛或抽掣，不得上举，或左右时复转移，或两手麻木，或四肢水肿，苔白腻，脉沉细或弦滑。

方解 君：半夏二两——燥湿化痰。

臣：茯苓一两——健脾渗湿，合半夏既消已成之痰，又杜生痰之源。

佐：枳壳麸炒，去瓤，半两——理气宽中，气顺则痰消；

朴硝溶化，一分——消痰破结，合半夏一润一燥、一辛一咸，消解顽痰，相制为用，合茯苓从二便分消伏痰；

姜汁——开胃化痰，兼制半夏之毒。

备注 姜汁糊丸，姜汤或温水送服，今亦作汤剂；本方为治疗痰伏中脘，流注经络臂痛证之代表方。

③ 温胆汤 《三因极一病证方论》

温胆半夏竹茹好，枳实陈茯姜枣草，
理气化痰和胃胆，胆胃不和痰热扰。

功用 理气化痰，和胃清胆。

主治 胆胃不和，痰热内扰证。胆怯易惊，虚烦不宁，失眠多梦，或呕恶呃逆，或眩晕，或癫痫，苔腻微黄，脉弦滑。

方解 君：半夏汤洗七次，二两——燥湿化痰，和胃止呕。

臣：竹茹二两——清热化痰，除烦止呕。

佐：枳实麸炒，去瓤，二两——降气导滞，消痰除痞；

陈皮三两——理气行滞，燥湿化痰；

茯苓一两半——健脾渗湿，以杜生痰之源；

生姜五片、大枣一枚——调和脾胃，生姜且制半夏之毒。

使：炙甘草一两——调和诸药。

第二节 清热化痰剂

1 清气化痰丸 《医方考》

清气化痰理气咳，痰热咳嗽此方合，
胆南瓜蒌半夏芩，杏枳陈茯姜汁和。

功用 清气化痰，理气止咳。

主治 痰热咳嗽。咳嗽气喘，咳痰黄稠，胸膈痞闷，甚则气急呕恶，烦躁不宁，舌质红，苔黄腻，脉滑数。

方解 君：胆南星一两半——清热豁痰。

臣：瓜蒌仁去油，一两——清热化痰；

制半夏一两半——化痰散结；

黄芩酒炒，一两——清泻肺火。

佐：杏仁去皮尖，一两——降利肺气以宣上；

枳实麸炒，一两——破气化痰以宽胸；

陈皮去白，一两——理气化痰以畅中；

茯苓一两——健脾渗湿以杜生痰之源。

使：姜汁姜汁为丸——用为开痰之先导。

2 小陷胸汤 《伤寒论》

小陷胸汤瓜蒌实，连夏辛苦润燥齐，
清热化痰宽胸结，痰热互结结胸宜。

功用　清热化痰，宽胸散结。

主治　痰热互结之小结胸证。心下痞闷，按之则痛，或心胸闷痛，或咳痰黄稠，舌质红，苔黄腻，脉滑数。

方解　君：瓜蒌实先煎，大者一枚——清热涤痰，宽胸散结。

臣：黄连一两——泻热除痞，合半夏辛开苦降，合瓜蒌清热化痰。

佐：半夏半升——降逆化痰，散结消痞。

备注　辛开苦降，润燥相济。

3 滚痰丸（礞石滚痰丸）

《泰定养生主论》

滚痰礞黄沉香芩，泻火逐痰老痰侵。

功用　泻火逐痰。

主治　实热老痰证。癫狂昏迷，或惊悸怔忡，或咳喘痰稠，或胸脘痞闷，或眩晕耳鸣，或绕项结核，或口眼蠕动，或不寐，或梦怪，或骨节卒痛难以名状，或噎塞烦闷，大便秘结，苔黄厚腻，脉滑数有力。

方解 君：礞石捶碎，同焰硝一两，投入小砂罐内盖之，铁线缚定，盐泥固济，晒干，火煅红，候冷取出，一两——下气坠痰，平肝镇惊，为顽痰要药。

臣：大黄酒蒸，八两——荡涤实热，开痰火下行之路。

佐：沉香半两——降逆下气，治痰必先顺气；

黄芩酒洗，八两——苦寒泻火，以除痰火之源。

备注 清茶或温水食后临卧送服。

第三节 润燥化痰剂

❶ 贝母瓜蒌散 《医学心悟》

贝母瓜蒌天花粉，橘红茯苓桔梗肯，
润肺清热利气痰，燥痰咳嗽难咳很。

功用 润肺清热，利气化痰。

主治 燥痰咳嗽。咳嗽痰少，咳痰不爽，涩而难出，咽喉干燥，苔白而干。

方解 君：贝母一钱五分——润肺清热，化痰止咳。

臣：瓜蒌一钱——清热涤痰，利气润燥。

佐：天花粉八分——清降肺热，生津润燥；

橘红八分——理气化痰；

茯苓八分——健脾渗湿。

使：桔梗八分——宣利肺气，化痰止咳。

第四节 温化寒痰剂

① 苓甘五味姜辛汤 《金匮要略》

苓甘五味姜辛汤，温肺化饮寒咳方。

功用 温肺化饮。

主治 寒饮咳嗽。咳嗽痰多，清稀色白，胸膈痞满，苔白滑，脉弦滑。

方解 君：干姜三两——温肺散寒以化饮，温运脾阳以化湿。

臣：细辛三两——助干姜温肺散寒化饮；

茯苓四两——健脾渗湿，化饮利水，既杜生饮之源，又导水饮由小便而去。

佐：五味子半升——敛肺止咳，合姜辛则散不伤正、敛不留邪。

使：甘草三两——调药和中。

② 三子养亲汤 《韩氏医通》

三子养亲芥菔苏，随证易君包煎服，
温肺化痰降气食，痰壅气逆食滞除。

功用 温肺化痰，降气消食。

主治 痰壅气逆食滞证。咳嗽喘逆，痰多胸痞，食少难消，舌苔白腻，脉滑。

方解 白芥子——温肺化痰，利气散结。

苏子——降气化痰，止咳平喘。

莱菔子——消食导滞，下气祛痰。

备注 看何证多，则以所主者为君，各药微炒捣碎，“每剂不过三钱”，纱布包裹少许煎汤频服，“随甘草代茶水啜用，不宜煎熬太过，若大便素实者，临服加熟蜜少许，若冬寒，加生姜三片”；化痰、理气、消食共用，气顺痰消，食积得化，咳喘自平；寒痰为主则重用白芥子，气逆为主则重用苏子，食滞为主则重用莱菔子。

第五节　熄风化痰剂

1　半夏白术天麻汤《医学心悟》

半夏白术天麻汤，苓橘姜枣甘草尝，
化痰熄风健脾湿，风痰上扰痰厥康。

功用 化痰熄风，健脾祛湿。

主治 风痰上扰之痰厥(风痰上扰证)。眩晕，头痛，胸膈痞闷，恶心呕吐，苔白腻，脉弦滑。

方解 君：半夏一钱五分——燥湿化痰，降逆止呕；

天麻一钱——平肝熄风而止头眩，合半夏为风痰眩晕之要药。

臣：白术三钱、茯苓一钱——健脾祛湿以治生痰之源。

佐：橘红一钱——理气化痰，气顺则痰消。

使：生姜一片、大枣二枚——调和脾胃，生姜兼制半夏之毒；

甘草五分——调药和中。

② 定痫丸 《医学心悟》

定痫竹沥胆南全，半夏天麻菖蒲远，
丹麦陈茯贝蚕蝎，神琥辰砂姜汁甘，
涤痰熄风清热痫，痰热痫证癫狂安。

功用 涤痰熄风，清热定痫。

主治 痰热痫证。忽然发作，眩仆倒地，目斜口歪，口吐白沫，喉中痰鸣，叫喊作声，甚或抽搐，苔白腻微黄，脉弦滑略数。亦可用于癫狂。

方解 君：竹沥一小碗——清热化痰，定惊利窍；

胆南星九制，五钱——清热化痰，熄风止痉。

臣：半夏姜汁炒，一两——温燥化痰，助君以治风痰；

天麻一两——平肝熄风；

石菖蒲杵碎，取粉，五钱、远志去心，甘草水泡，七钱——祛痰开窍，宁心安神。

佐：丹参酒蒸，二两、麦冬去心，二两——清心除烦；

陈皮洗，去白，七钱——燥湿化痰；

茯苓去木，蒸，一两——健脾渗湿；

贝母一两——化痰散结清热；

僵蚕甘草水洗，去咀，炒，五钱、全蝎去尾，甘草水洗，五钱——平肝熄风止痉；

茯神一两、琥珀腐煮，灯草研，五钱、辰砂细研，水飞，三钱——镇心安神；

姜汁一杯——助君化痰利窍。

使：甘草四两——调和诸药，补虚缓急。

备注 竹沥、姜汁加甘草熬膏，和药为丸，辰砂为衣；本方涤痰熄风重在治标，痫证缓解，则应治本。

第十八章 消食剂

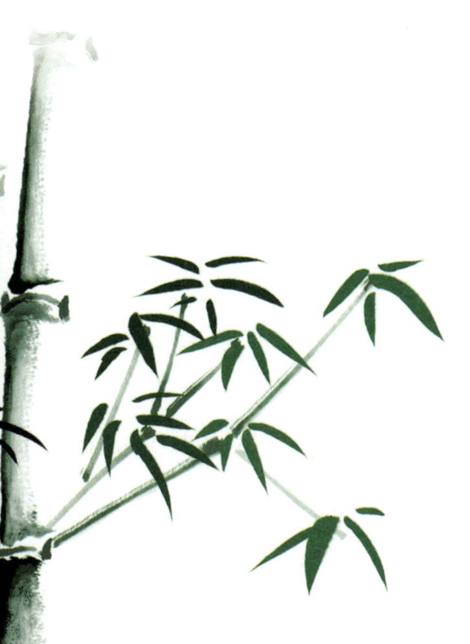

第一节 消食化滞剂

1 保和丸 《丹溪心法》

保和山楂菔神曲，半夏陈皮苓翘伍，
消食化滞理气胃，食积胃脘胀满除。

功用 消食化滞，理气和胃。

主治 食积证。脘腹痞满胀痛，嗳腐吞酸，恶食呕逆，或大便泄泻，苔厚腻，脉滑。

方解 君：山楂六两——消化一切饮食积滞，善消肉食油腻积滞。

臣：神曲二两——消食健胃，善化酒食陈腐积滞；

莱菔子一两——下气消食除胀，善消谷面积滞。

佐：半夏三两、陈皮一两——理气化湿，和胃止呕；

茯苓三两——健脾利湿，和中止泻；

连翘一两——既可散结消积，又能清解食积郁热。

备注 “食远白汤下”，今亦作汤剂；本方为治疗“一切食积”轻证之常用方。

2 枳实导滞丸 《内外伤辨惑论》

枳实导滞神曲黄，白术泽茯芩连尝，
消食导滞清热湿，湿热食积胀满良。

功用 消导化积，清热利湿。

主治 湿热食积证。脘腹胀满，大便秘结，下痢泄泻，小便短赤，舌苔黄腻，脉沉有力。

方解 君：大黄一两——攻积泻热，使积热由大便而下。

臣：枳实麸炒，去瓤，五钱——行气消积以除脘腹胀满；

神曲炒，五钱——健脾消食，使食消则脾胃和。

佐：白术三钱——健脾燥湿，使攻积而不伤正；

泽泻二钱、茯苓去皮，三钱——利水渗湿而止泻；

黄芩去腐，三钱、黄连三钱——清热燥湿，厚肠止痢。

③ 木香槟榔丸《儒门事亲》

木香槟榔大黄牵，香莪连柏青陈煎，
行气导滞攻积热，积滞内停蕴热添。

功用 行气导滞，攻积泄热。

主治 积滞内停，湿蕴生热证（痢疾、食积）。脘腹痞满胀痛，或赤白痢疾，里急后重，或大便秘结，苔黄腻，脉沉实。

方解 君：木香一两、槟榔一两——消痞满胀痛，除里急后重。

臣：大黄三两、牵牛四两——通便泻热，推荡积滞，引邪下行。

佐：香附炒，四两、莪术烧，一两——疏肝行气，莪术善破血中气滞；

黄连麸炒，一两、黄柏三两——清热燥湿以止泻痢；

青皮一两、陈皮一两——理气宽中，助木香槟榔行气导滞。

备注 “食后生姜汤送下”，今可水泛小丸，温开水送服，亦作汤剂。

第二节 健脾消食剂

❶ 健脾丸 《证治准绳》

健脾消食止泻验，脾虚食积米汤咽，
术茯人参曲麦楂，香砂陈连山蔻甘。

功用 健脾和胃，消食止泻。

主治 脾虚食积证。食少难消，脘腹痞闷，大便溏薄，倦怠乏力，苔腻微黄，脉虚弱。

方解 君：白术炒，二两半、茯苓去皮，二两、人参一两五钱——健脾祛湿以止泻。

臣：神曲炒，一两、麦芽炒，取面，一两、山楂取肉，一两——消食和胃，除已停之积。

佐：木香另研，七钱半、砂仁一两、陈皮一两——理气开胃，醒脾化湿，使补而不滞；

黄连酒炒，七钱半——清热燥湿，且可清解食积郁热；

山药一两、肉豆蔻面裹煨热，纸包捶去油，一两——健脾止泻。

佐使：甘草七钱半——调和诸药，补中益气。

备注 蒸饼为丸，陈米汤空心冲服，今亦作汤剂。

❷ 肥儿丸 《小儿卫生总微论方》

肥儿曲使麦槟连，豆蔻木香胆汁丸，
杀虫消积健脾热，小儿疳积虫积安。

功用 杀虫消积，健脾清热。

主治 小儿疳积。消化不良，面黄体瘦，肚腹胀满，发热口臭，大便溏薄，苔黄腻，脉虚弱。亦治虫积腹痛。

方解 君：神曲炒，十两——重在消食；

使君子去皮壳，五两——专于杀虫。

臣：麦芽炒，五两——健脾和胃，助神曲消食；

槟榔细锉，晒，二十个——驱虫，行气消胀；

黄连去须，十两——清热燥湿，泄疳热，下虫。

佐：肉豆蔻面裹煨，五两、木香二两——行气止痛，肉豆蔻尚可涩肠止泻。

使：胆汁——合黄连以清热。

备注 猪胆汁为丸，量岁数加减，热水空心冲服；虽名“肥儿丸”，究属克伐品，若非虫积疳疾，则不宜使用。

③ 枳术丸＊ 《内外伤辨惑论》

枳枳实，一两**术**白术，二两**丸用荷叶裹，**
烧饭为丸白汤服，健脾消痞痞满除，
脾虚气滞饮食聚。

功用 健脾消痞。

主治 脾虚气滞，饮食积聚。胸脘痞满，不思饮食。

备注 “同为极细末，荷叶裹，烧饭为丸”；“多用白汤下，无时”。

4 葛花解酲汤* 《内外伤辨惑论》

葛花解酲酒伤脾，分消酒湿理气脾，
神曲砂蔻泽猪茯，参术干香青陈皮。

功用 分消酒湿，理气健脾。

主治 酒积伤脾证。眩晕呕吐，胸膈痞闷，食少体倦，小便不利，大便泄泻，苔腻，脉滑。

方解 君：葛花五钱——解酒醒脾，使酒湿从表而解。

臣：神曲炒黄，二钱——善消酒食陈腐积滞；

砂仁五钱、豆蔻仁五钱——理气开胃，醒脾除痞；

泽泻二钱、猪苓去皮，一钱五分、茯苓一钱五分——渗湿止泻，引酒湿由小便而出。

佐：人参去芦，一钱五分、白术二钱——补中健脾；

干姜二钱——温运化湿；

木香五分、青皮三分、陈皮去白，一钱五分——理气疏滞。

备注 “白汤调下，但得微汗，酒病去矣。”

第十九章 驱虫剂

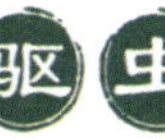
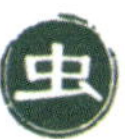
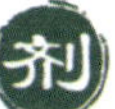

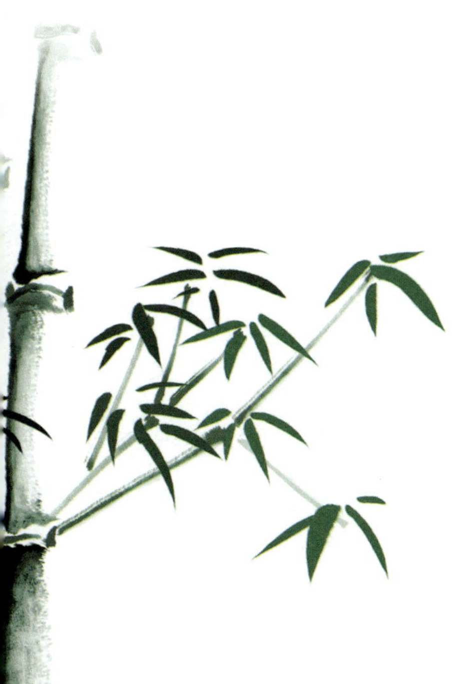

1 乌梅丸 《伤寒论》

乌梅温脏安蛔剂，脏寒蛔厥久泻痢，
细椒连柏干附桂，当归人参蜜丸济。

功用 温脏安蛔。

主治 蛔厥证。本证因原有蛔虫，复由肠寒胃热，蛔虫上扰所致；证见腹痛时作，手足厥冷，烦闷呕吐，时发时止，得食即呕，甚则吐蛔。亦治久泻、久痢。

方解 君：乌梅醋浸，去核，米蒸，三百枚——酸能安蛔，蛔静则痛止。

臣：细辛六两、蜀椒出汗，四两——辛能伏蛔，温可祛寒；

黄柏六两、黄连十六两——清热下蛔。

佐：干姜十两、附子炮去皮，六两、桂枝去皮，六两——辛可制蛔，温脏祛寒；

当归四两、人参六两——益气补血，合桂枝养血通脉以解四肢厥冷。

使：蜜——和中缓急。

备注 各药捣筛，乌梅以苦酒渍一宿，去核，蒸之五斗米下，饭熟捣泥，和药令相得，纳臼中，与蜜杵二千下，丸如梧桐子大；忌生冷、滑物、臭食；本方寒热并用，酸、苦、辛并进，使“蛔得酸则静，得辛则伏，得苦则下”；本方为治疗蛔厥之代表方。

② 化虫丸 《太平惠民和剂局方》

化虫胡粉肠虫安，矾榔虱楝面糊丸。

功用 杀肠中诸虫。

主治 肠中诸虫。腹痛时作时止，上下往来，或呕吐清水痰涎，或吐蛔虫，多食而瘦，面色青黄。

方解 君：胡粉（铅粉、锡粉）五十两——杀虫。

臣佐：枯矾十二两——燥湿杀虫；

槟榔五十两——行气导滞，杀绦虫、姜片虫；

鹤虱五十两——杀蛔虫；

苦楝根去浮皮，五十两——驱杀蛔虫，缓解腹痛。

备注 面糊为丸，温浆水入生麻油一二点调服，或温米汤冲服，不拘时候；"虫细小者，皆化为水，大者自下"。

第二十章 涌吐剂

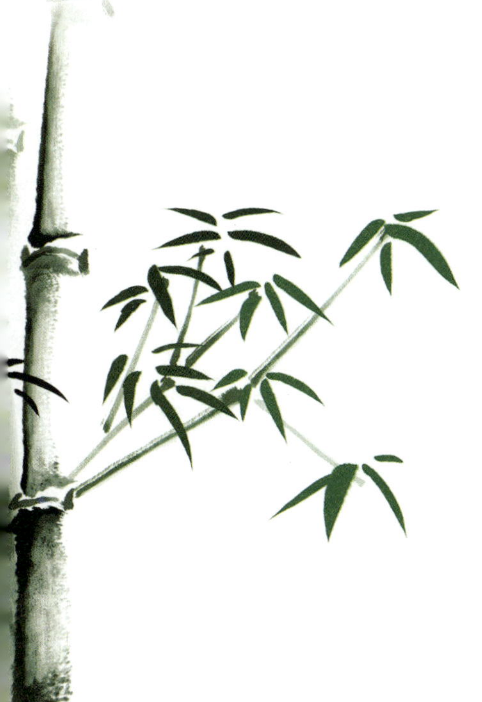

❶ 瓜蒂散 《伤寒论》

瓜蒂赤豆等分验，香豉热汤顿温咽，
涌吐痰涎与宿食，痰涎宿食滞胸脘。

功用 涌吐痰涎宿食。

主治 痰涎宿食，壅滞胸脘证。胸中痞硬，烦懊不安，欲吐不出，气上冲咽喉不得息，寸脉微浮。

方解 君：瓜蒂熬黄，一分——涌吐痰涎宿食。

臣：赤小豆一分——祛湿除烦满。

佐：豆豉——宣解胸中邪气以利涌吐，又使快吐而不伤胃。

备注 瓜蒂赤豆捣筛为散，取一钱匕，香豉一合，热汤七合，煮糜去滓，取汁合散，温顿服之，不吐少加，快吐乃止；酸苦相配，意在“酸苦涌泄”；吐药与谷物相伍，意在吐不伤胃；本方为涌吐之代表方；瓜蒂苦寒有毒，催吐力猛，虚者慎用；若宿食已离胃入肠，或痰涎不在胸膈，均应禁用；服后呕吐不止者可服麝香0.03～0.06 g或丁香0.3～0.6 g解之。

其他 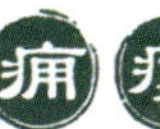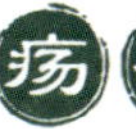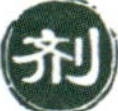

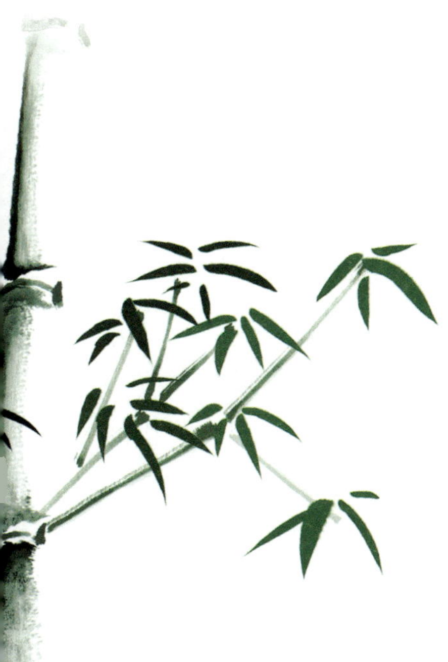

1 犀黄丸* 《外科全生集》

犀黄牛黄丸中麝香伍，
乳乳香没没药黄米黄米饭酒送服，
解消痰结活血瘀，乳核横瘰肺肠注。

功用 清热解毒，活血止痛。

主治 乳岩、痰核、横痃、瘰疬、肺痈、小肠痈、流注。

2 透脓散* 《外科正宗》

透脓穿穿山甲皂皂角刺芎川芎芪黄芪归当归，
漫肿胀痛脓不溃，托毒溃脓基础方，
痈疡肿痛不托毒。

功用 托毒溃脓。

主治 痈疡肿痛，正虚不能托毒。

方剂索引

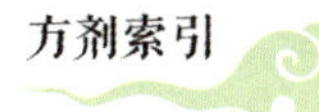

后　记

此次排版印刷已经是这本方歌册子的第二版了，非常感谢大家对第一版的支持和热爱。这本小册子确实兑现了在第一版前言中“让大家学习方剂效率倍增”的诺言，这是令我无比欣慰的地方。

书中的方歌最初是我在大学学习《方剂学》时为提高学习效率而作，没想到后来在研究生和医师资格考试中屡次受益，毕竟别人背完课本上的方歌只掌握了药物组成，而我背完这套方歌还掌握了功用、主治和君臣佐使，下一遍功夫干了好几件事。毕业以后我在教学过程中再次感慨于大家学习方剂学付出的时间和精力，于是便出版了该书的第一版与大家分享。让我没想到的是，除了学生以外，各种西学中、备考中医确有专长和师承的社会人士也成了该书出版后的受益者。

经历了一版再版，该套方歌在考验中越发精炼完备。读者越多，我越深感压力和责任之重大，于是这次再版我又耗时数月对方歌进行了优化，使其尽量押韵，容易记忆。如前言所述，方剂学作为连接中医基础和中医临床的桥梁课程、过渡课程，历来是需要学子们付出大量时间去学习的一门课程。如果这本方歌册子能使更多学子和医务工作者在学习方剂学时提高效率，节约时间，那么我们付出的努力就是值得的。如果大家进一步把节约出的这个时间更多地用到对中医经典的学习中去,那么我们这项工作对中医的传承和发展也算是一件善事了,这也是我们付出诸多时间和精力打磨这套书稿的最大初衷和期待。

致 谢

在本书审稿过程中，深幸得到了齐鲁理工学院沈荣副校长的赞赏和鼓励，并亲自联系了本书的出版事宜。

德高望重的莱芜中医研究所张同振前辈对本书进行了学术把关，逐条修改了本书的前言部分，并在回信中开门见山地指出“该书甚佳”，以资鼓励。

我的女友吴子晴以及其他各位编委在本书稿的整理和审阅过程中付出了大量精力，书中君臣佐使和配伍炮制如此条理清晰，都是他们对照教材逐篇逐字核对的结果。

这本方歌小册子凝聚着他们的付出和心血，在此送上我真挚的谢意和祝福。